Estimulação da Linguagem e da Memória

Estimulação da Linguagem e da Memória

Treinamento Prático

Volume 3

Marjorie B. Courvoisier Hasson
Fonoaudióloga pelo Instituto Cultural Henry Dunant, Centro de Educação e
Pesquisa da Terapia da Palavra – Atual Universidade Estácio de Sá – Rio de Janeiro, RJ
Especialização em Linguagem pela Universidade Estácio de Sá – Rio de Janeiro, RJ
Psicomotricista pela Sociedade Brasileira de Psicomotricidade do Rio de Janeiro, RJ
Psicomotricista Relacional pela Associação Internacional para a Comunicação e Relação – Rio de Janeiro, Argentina e Itália
Curso de Aperfeiçoamento para Licenciamento em Disfonias Neurológicas – Método *Lee Silverman Voice Treatment* –
Ellis Neurological Voice Treatment Foundation – Denver, Colorado, EUA
Especialização em Voz pela Universidade Estácio de Sá – Rio de Janeiro, RJ
Especialização em Voz pelo Conselho Federal de Fonoaudiologia
Sócia-Fundadora da Associação Parkinson do Rio de Janeiro (hoje extinta)
Sócia da Associação Carioca de Parkinson – Rio de Janeiro, RJ
Especialização em Gerontologia pelo Centro de Especialização em Fonoaudiologia Clínica – Rio de Janeiro, RJ

Jussara Engel Macedo
Fonoaudióloga pelo Instituto Cultural Henry Dunant, Centro de Educação e
Pesquisa da Terapia da Palavra – Atual Universidade Estácio de Sá – Rio de Janeiro, RJ
Especialização em Psicomotricidade pela Sociedade Brasileira de Psicomotricidade do Rio de Janeiro, RJ
Curso de Formação em Neuropsicologia pelo Centro de Neuropsicologia Aplicada
Especialização em Voz pela Universidade Estácio de Sá – Rio de Janeiro, RJ
Curso de Aperfeiçoamento para Licenciamento em Disfonias Neurológicas – Método *Lee Silverman Voice Treatment*
Fonoaudióloga da Secretaria de Saúde do Estado do Rio de Janeiro – Hospital Estadual Anchieta
Especialização em Gerontologia pelo Centro de Especialização em Fonoaudiologia Clínica – Rio de Janeiro, RJ

REVINTER

Estimulação da Linguagem e da Memória – Treinamento Prático – Vol 3
Copyright © 2015 by Livraria e Editora Revinter Ltda.

ISBN 978-85-372-0647-8

Todos os direitos reservados.
É expressamente proibida a reprodução
deste livro, no seu todo ou em parte,
por quaisquer meios, sem o consentimento
por escrito da Editora.

Contato com as autoras:
MARJORIE B. COURVOISIER HASSON
marjobea@gmail.com

JUSSARA ENGEL MACEDO
jussaraengel@hotmail.com

CIP-BRASIL. CATALOGAÇÃO-NA-FONTE
SINDICATO NACIONAL DOS EDITORES DE LIVROS, RJ

H284e
v. 3

    Hasson, Marjorie B. Courvoisier
       Estimulação da linguagem e da memória : treinamento prático, volume 3 /
Marjorie B. Courvoisier Hasson, Jussara Engel Macedo. - 1. ed. - Rio de Janeiro : Revinter,
2015
      il.

    Inclui índice
    ISBN 978-85-372-0647-8

    1. Fonoaudiologia - Prática. 2. Distúrbios da linguagem - Exercícios terapêuticos.
3. Aquisição de linguagem - Exercícios terapêuticos. 4. Distúrbios da memória - Exercícios
terapêuticos. I. Macedo, Jussara Engel. II. Título.

15-22187   CDD: 616.855
                              CDU: 616.89-008.434

A responsabilidade civil e criminal, perante terceiros e perante a Editora Revinter, sobre o conteúdo
total desta obra, incluindo as ilustrações e autorizações/créditos correspondentes, é do(s) autor(es)
da mesma.

Livraria e Editora REVINTER Ltda.
Rua do Matoso, 170 – Tijuca
20270-135 – Rio de Janeiro – RJ
Tel.: (21) 2563-9700 – Fax: (21) 2563-9701
livraria@revinter.com.br – www.revinter.com.br

AGRADECIMENTOS

A Ligia Marcos, nossa querida amiga e fonoaudióloga, que sempre valorizou o nosso trabalho e aceitou elaborar também a Introdução deste terceiro volume.

A Julieta Sathler, querida amiga, psicanalista e fotógrafa, que gentilmente nos cedeu as fotografias constantes deste e dos volumes anteriores.

Ainda nossa gratidão a todos: familiares, amigos, colegas e pacientes, que nos incentivaram a prosseguir com a publicação de mais este livro.

As autoras

PREFÁCIO

Hoje, em nossos congressos, seminários, colóquios ou qualquer atividade do gênero, o orador não dá mais *palestra*. A nomenclatura mudou e, o que antes se chamava *palestra*, hoje é *comunicação*.

Porque comunicação é processo inerente ao ser humano. É preciso que as pessoas interajam com seus pares, busquem partilhar comportamentos e ações, para entender e serem entendidas. E a palavra, falada ou escrita, é o elemento primeiro da comunicação.

Quando iniciaram suas atividades como profissionais, precisamente nesta área, comunicação, há mais de 35 anos, as fonoaudiólogas Jussara e Marjorie, cultas e bem formadas, escolheram pautar a sua atuação pelos conselhos de um notável grego. Filosofava o inegavelmente grande Aristóteles, pleno de sabedoria: "*É fazendo que se aprende a fazer aquilo que se deve aprender a fazer*".

E na luta e na labuta, porque acreditavam que deviam, tanto quanto queriam, souberam <u>fazer</u> o que sua aptidão lhes sugeria: profissionalmente, abriram o caminho, margearam, pavimentaram, sinalizaram e podem, hoje, apreciar a obra construída. Tudo o que aprenderam, tudo por que passaram e tudo o que conseguiram poderia ter-se transformado em um caminho particular, rodeado de muros e cercas, dando-lhes a sensação do projeto concluído.

Mas não seria assim para Jussara e Marjorie!

Uma certa etapa do caminho precisou de mais atenção e cuidado para ser transposta. Durante longos anos, elas e seus colegas de profissão não dispuseram de obras voltadas especialmente à reabilitação cognitiva de adultos que tivessem sofrido AVCs ou outros tipos de agressões ao sistema nervoso central. Este foi um obstáculo que as desafiou... Com esmero e pertinência, elas buscaram e desenvolveram, com sucesso, as melhores estratégias terapêuticas para estes pacientes e assim retificaram as curvas do caminho.

Se a tradição popular diz que "em terra de cego, quem tem um olho é rei", elas não aceitaram ser rainhas de um olho só... Sem repousar nos louros com avara satisfação, sem contabilizar vaidosamente quantos se beneficiaram e ainda se beneficiam de sua rota bem traçada, optaram por disponibilizar suas práticas e experiências a quem pretende palmilhar a mesma estrada.

Que Aristóteles, onde quer que esteja, não se envaideça em demasia por mais uma frase sua neste Prefácio, mas é imperioso citá-lo: "*O prazer no traba-*

lho aperfeiçoa a obra"... Ele era um gênio, homem de todos os tempos; do antes, do agora e do sempre, que sabia muito bem o que dizia. E esta citação descreve de maneira precisa o que temos aqui agora, em mãos, e que tanta alegria nos traz ao atender o convite de compor este Prefácio: mais um fruto de aprendizado das autoras, o terceiro com que sua experiência nos brinda.

Eis mais um volume de *Estimulação da Linguagem e da Memória*, quase um tratado, que traz em si exercícios cuidadosamente elaborados, com didática e simplicidade, como só os que verdadeiramente detêm o conhecimento são capazes de fazer; que desenvolve ideias e orientações que visam ajudar os pacientes que sofreram lesões no SNC a recuperar a linguagem perdida ou esquecida, estimulando a possibilidade de recobrarem a expressão oral, escrita e lida; mas, ao mesmo tempo, é uma obra que não precisa ser restrita aos profissionais, que os próprios pacientes podem também tê-la em mãos, para praticar à sua vontade ou ser auxiliados por aqueles que os estimam e cercam.

Enfim, é uma honra participar da edição deste livro em que as autoras demonstram seu desejo e sua esperança de que ele possa ser uma boa e produtiva "estrada vicinal", onde fonoaudiólogos possam mais facilmente desenvolver o trabalho de construção de seu próprio caminho principal.

Saúdo as autoras, louvo a publicação e, porque sei muito bem de sua importância, assino embaixo.

Ligia Marcos
Fonoaudióloga
Especialista em Voz

COLABORADORA ESPECIAL

Elizabeth Moscoso Antunes
Fonoaudióloga pelas Faculdades Integradas Estácio de Sá – Rio de Janeiro
Pós-Graduação em Disfagias Orofaríngeas pelo Ensino Profissional
Avançado e Pós-Graduado – Lisboa
Especialização em Motricidade Oral pelo Centro de Especialização em
Fonoaudiologia Clínica – Rio de janeiro
Especialização em Terapia Familiar Sistêmica pelo
Núcleo de Pesquisas – Rio de Janeiro
Psicomotricista pela Sociedade Brasileira de Psicomotricidade do
Rio de Janeiro
Curso de Aperfeiçoamento para Licenciamento em Disfonias Neurológicas –
Método *Lee Silverman Voice Treatment*
Orientadora de Estágios pela Escola Superior de Alcoitão – Lisboa
Fonoaudióloga do Hospital de Santa Maria – Lisboa
Fonoaudióloga do *British Hospital* – Lisboa

SUMÁRIO

Ações/verbos 1

Análise e síntese 8

Analogias 11

Associação figura-palavra 13

Associações 49

Caça-palavras 55

Charadas 58

Categorias 66

Completar frases 72

Completar frases com verbos 84

Completar palavras 89

Completar textos 92

Compreensão da linguagem escrita 98

Conhecimentos gerais 102

Construção de frases 109

Decifrando códigos 116

Definições 118

Descrição 121

Discriminação auditiva 123

Evocação 125

Expressão verbal 133

Expressões idiomáticas 144

Formação de palavras 145

Labirintos 150

Leitura 154

Leitura reversa 156

Memória de trabalho 157

Montagem de palavras 159

xii

Sumário

Nomeação 161

Organização espacial 167

Organização de sentenças/sequência lógica 176

Organização temporal 183

Palavras imbricadas 184

Processamento visual 185

Provérbios. 192

Raciocínio e atenção. 195

Sinônimos. 197

Sufixos 201

Uso de advérbios 202

Uso de expressões 204

Respostas 207

Estimulação da Linguagem e da Memória

AÇÕES/VERBOS

- **O que fazem estes profissionais?**

Motorista . . . .

Cozinheira . . . .

Gari . . . .

Alfaiate . . . .

Policial . . . .

Cantor . . . .

Mecânico . . . .

Escritor . . . .

Faxineira . . . .

Barbeiro . . . .

Professora . . . .

Enfermeira . . . .

Sapateiro . . . .

Vidraceiro . . . .

Açougueiro . . . .

Verdureiro . . . .

Jornaleiro . . . .

Padeiro . . . .

Marceneiro . . . .

Sorveteiro . . . .

▪ O que podemos fazer com:

Uva . . . .

Soja . . . .

Tomate . . . .

Diamante . . . .

Argila . . . .

Lã . . . .

Pele animal . . . .

Cana-de-açúcar . . . .

Mamona . . . .

Milho . . . .

Trigo . . . .

Gesso . . . .

Borracha . . . .

Cacau . . . .

Alumínio . . . .

Algodão . . . .

Aipim . . . .

Madeira . . . .

Sementes . . . .

Petróleo . . . .

Mármore . . . .

ESTIMULAÇÃO DA LINGUAGEM E DA MEMÓRIA — TREINAMENTO PRÁTICO

■ Diga uma ação para cada palavra:

Copo . . . .

Relógio . . . .

Mala . . . .

Doce . . . .

Carro . . . .

Panela . . . .

Rei . . . .

Vela . . . .

Prato . . . .

Nariz . . . .

Cadeira . . . .

Janela . . . .

Chinelo . . . .

Caderno . . . .

Faca . . . .

Papel . . . .

Cortina . . . .

Chapéu . . . .

Porta . . . .

Chave . . . .

Grampeador . . . .

■ Tente explicar:

O que fazemos com um martelo? . . . .

O que fazemos com uma caneta? . . . .

O que fazemos com uma borracha? . . . .

O que fazemos com um pincel? . . . .

O que fazemos com um livro? . . . .

O que fazemos com uma televisão? . . . .

O que fazemos com um jornal? . . . .

O que fazemos com um fósforo? . . . .

O que fazemos com um copo? . . . .

O que fazemos com um garfo e uma faca? . . . .

O que fazemos com um barbeador? . . . .

O que fazemos com uma escova de dente? . . . .

O que fazemos com um pente? . . . .

O que fazemos com uma calça e um paletó? . . . .

O que fazemos no chuveiro? . . . .

O que fazemos no carro? . . . .

O que fazemos com um regador? . . . .

O que fazemos com um controle remoto? . . . .

O que fazemos com um celular? . . . .

O que fazemos com carvão? . . . .

ESTIMULAÇÃO DA LINGUAGEM E DA MEMÓRIA — TREINAMENTO PRÁTICO **5**

- **Ligue o contrário dos verbos da primeira coluna com os da segunda coluna:**

1. Encher	( ) Multiplicar
2. Juntar	( ) Desestabilizar
3. Aquecer	( ) Enviar
4. Dividir	( ) Esvaziar
5. Receber	( ) Vender
6. Trazer	( ) Perder
7. Comprar	( ) Separar
8. Ganhar	( ) Levar
9. Estabilizar	( ) Esfriar

1. Alegrar	( ) Diminuir
2. Correr	( ) Desmarcar
3. Somar	( ) Parar
4. Acordar	( ) Soltar
5. Marcar	( ) Entristecer
6. Prender	( ) Tirar
7. Colocar	( ) Esconder
8. Mostrar	( ) Dormir

Ligue o contrário dos verbos da primeira coluna com os da segunda coluna:

1. Rir   ( ) Soltar

2. Abrir   ( ) Emergir

3. Sair   ( ) Afinar

4. Mergulhar   ( ) Folgar

5. Lembrar   ( ) Desvirar

6. Perguntar   ( ) Chorar

7. Gastar   ( ) Sujar

8. Virar   ( ) Acariciar

9. Engordar   ( ) Chegar

10. Prender   ( ) Perder

11. Aumentar   ( ) Fechar

12. Molhar   ( ) Emagrecer

13. Engrossar   ( ) Secar

14. Bater   ( ) Esquecer

15. Achar   ( ) Diminuir

16. Trabalhar   ( ) Responder

17. Limpar   ( ) Economizar

ESTIMULAÇÃO DA LINGUAGEM E DA MEMÓRIA — TREINAMENTO PRÁTICO

- **Dê verbos terminados em:**

AR . . . .
. . . .
. . . .
. . . .

ER . . . .
. . . .
. . . .
. . . .

IR . . . .
. . . .
. . . .
. . . .

OR . . . .
. . . .
. . . .
. . . .

ANÁLISE E SÍNTESE

- **Descubra qual o nome da ave:**

PARSOA . . . .

OCMCAA . . . .

UGÁAI . . . .

FNEALEET . . . .

NATAPER . . . .

- **Descubra o nome da flor:**

OHRPELO . . . .

VOCUE . . . .

LÓBORCSI . . . .

OUBIQA . . . .

NEGÂIRO . . . .

- **Descubra na lista abaixo o único nome que não é de animal marinho:**

L S A M O Ã . . . .

L A I B E A . . . .

D U I N A G L O . . . .

A V T O G I A . . . .

R U T T A . . . .

B Ã R T U A O . . . .

ESTIMULAÇÃO DA LINGUAGEM E DA MEMÓRIA — TREINAMENTO PRÁTICO

■ **Descubra na lista abaixo o único nome que não é de fruta:**

A Q C I U ....

N A A M G ....

G O I F ....

I A X E M A ....

A T E O T M ....

B E A C A T A ....

■ **Descubra o animal que não vive na água:**

EXPIE ....

ÃCMAORA ....

ALEBIA ....

NOGFIOLH ....

OTAÃBUR ....

RJCÉAA ....

ICOCRDOLO ....

AAVJIL ....

UTARGATRA ....

ATLASOG ....

OVPLO ....

RIANPHA ....

- ## Acrescente a palavra mais adequada:

Eu pego as coisas com a . . . .

Vou lavar a . . . .

As crianças gostam de comer com a . . . .

Pipoca se come com a . . . .

Eu escovo os dentes com . . . .

Gosto de te dar um . . . .

Dou boa noite com um . . . .

No mar tem muito . . . .

Eu coloco o colar no . . . .

Eu coloco o anel no . . . .

Eu coloco o relógio no . . . .

Eu coloco o brinco na . . . .

Vou comer . . . .

O pescador pegou muito . . . .

No Polo Norte tem . . . .

O vaqueiro cuida do . . . .

Na floresta tem . . . .

Na cidade circulam muitos . . . .

Na orla temos vários . . . .

ESTIMULAÇÃO DA LINGUAGEM E DA MEMÓRIA — TREINAMENTO PRÁTICO **11**

ANALOGIAS

- **Faça as analogias:**

A vaca é um animal, a uva é . . . .

O leite é de origem animal, a batata é de origem . . . .

A voz é para uma pessoa, a comunicação é para . . . .

A natação é para um peixe, o voo é para . . . .

O navio é para o capitão, o avião é para . . . .

O ouro é para o ourives, o ferro é para . . . .

O canil é para cães, a toca é para . . . .

A criança é para uma mãe, a canção é para . . . .

A, E, I, O, U são as vogais, B, C, D, F, G, H, J, L, M são . . . .

As palavras são para a frase, as frases são para . . . .

Os galhos, folhas, flores e frutos são para a árvore, os braços, as mãos, os
dedos são para . . . .

Sabão, detergente, desinfetante são para a higiene da casa, sabonete, xampu,
desodorante, dentifrício são para . . . .

Os sapatos são para a sapataria, o pão para . . . .

A camisa está para a calça, a blusa está para . . . .

A luva está para a mão, assim como a meia está para o . . . .

O brinco está para a orelha, assim como o anel está para o . . . .

O colar está para o pescoço, assim como a pulseira está para o . . . .

O batom está para os lábios, assim como o rímel está para os . . . .

O chapéu está para a cabeça, assim como o xale está para os . . . .

O sol está para o verão, assim como a neve está para o . . . .

As folhas caem no outono, assim como as flores crescem na . . . .

O leite está para a vaca, assim como o mel está para as . . . .

O ninho está para os pássaros, assim como a toca está para a . . . .

O martelo está para o prego, assim como a chave de fenda está para o . . . . . .

A cama é para dormir, assim como o sofá é para . . . .

O vestido está para as mulheres, assim como o terno está para. . . . .

O médico está para as pessoas doentes, assim como o veterinário está para . .

Os peixes estão para o mar, assim como as formigas estão para a . . . .

A bicicleta é para pedalar, assim como o barco é para . . . .

O sabonete é para lavar o corpo, assim como o xampu é para lavar. . . . .

O martelo está para o prego, assim como o serrote está para a . . . .

O violão é um instrumento de corda, enquanto a flauta é um
instrumento de . . . .

A areia está para o vidro, assim como a terra está para a . . . .

O asfalto está para os carros, assim como os trilhos estão para o . . . .

Os dias estão para o mês, assim como os meses estão para o . . . .

O cadarço está para o tênis, assim como a fivela está para. . . . .

ESTIMULAÇÃO DA LINGUAGEM E DA MEMÓRIA – TREINAMENTO PRÁTICO

ASSOCIAÇÃO FIGURA-PALAVRA

- Bingo – Associe as figuras das págs. 25 a 47 às palavras correspondentes:

anel	árvore	abelha	aranha
abóbora	abacaxi	águia	alface
agulha	apontador	abacate	avião
âncora	anjo	apito	astronauta

barco	batata	beijo	balde
balão	basquete	baleia	bambu
barraca	banana	bandeira	baralho
banda	baú	bruxa	bolsa

ESTIMULAÇÃO DA LINGUAGEM E DA MEMÓRIA — TREINAMENTO PRÁTICO

furadeira	barulho	coroa	barata
siri	farol	cereja	pirata
laranja	gari	canguru	coruja
cadeira	pássaro	morango	nariz

dinheiro	diamante	deusa	dragão
dromedário	dominó	dedo	dentista
ducha	dançarina	dentes	dado
duende	dália	domador	despertar

ESTIMULAÇÃO DA LINGUAGEM E DA MEMÓRIA — TREINAMENTO PRÁTICO

faca	fogão	família	filmadora
fósforo	folha	fantasia	foguete
frango	faixa	futebol	foca
fita	fogueira	fada	fazenda

ginasta	japonesa	jumento	janela
jóquei	jaula	jipe	jabuti
girafa	jaca	gelo	geladeira
joaninha	javali	girassol	jarro

ESTIMULAÇÃO DA LINGUAGEM E DA MEMÓRIA — TREINAMENTO PRÁTICO

óculos	oração	onça	orelha
ovelha	onda	obstáculo	orquídea
ônibus	osso	origami	ovo
orca	oca	olfato	olho

pato	panela	piscina	pera
papagaio	porta	palhaço	pepino
poste	peneira	pipoca	porco
peixe	piano	polícia	pantera

ESTIMULAÇÃO DA LINGUAGEM E DA MEMÓRIA — TREINAMENTO PRÁTICO

rato	ramo	rosa	raio
remo	regador	ferradura	garrafa
régua	risada	carroça	roda
borracha	ferro	serrote	carro

satélite	saia	sereia	sonata
suco	sapato	sombra	sorvete
sobrancelha	sapo	sabiá	sofá
sanduíche	sandália	sinal	soldado

ESTIMULAÇÃO DA LINGUAGEM E DA MEMÓRIA — TREINAMENTO PRÁTICO

tromba	tampas	tamanduá	tabuleiro
touro	tomate	teia	tatuagem
tapete	tosse	tesoura	taça
tinta	teatro	telhado	tambor

ventilador	vela	vestido	vasos
vaca	vagão	vulcão	violeta
veneziana	veleiro	violino	visão
vassoura	vento	víbora	violão

ESTIMULAÇÃO DA LINGUAGEM E DA MEMÓRIA — TREINAMENTO PRÁTICO   25

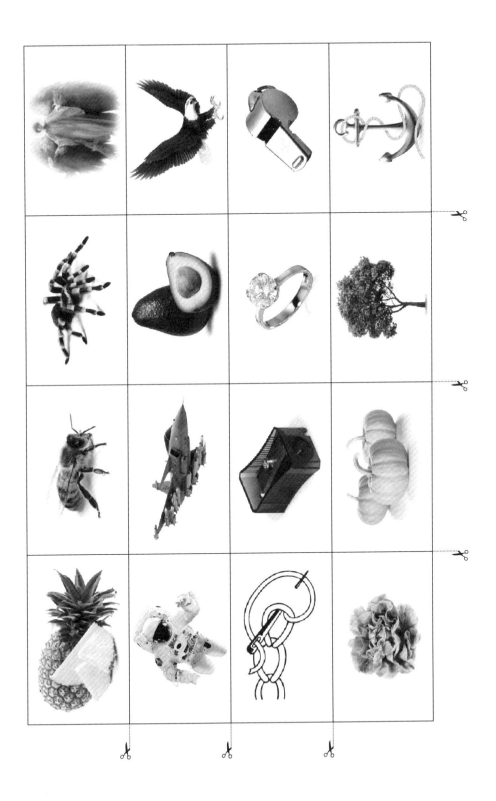

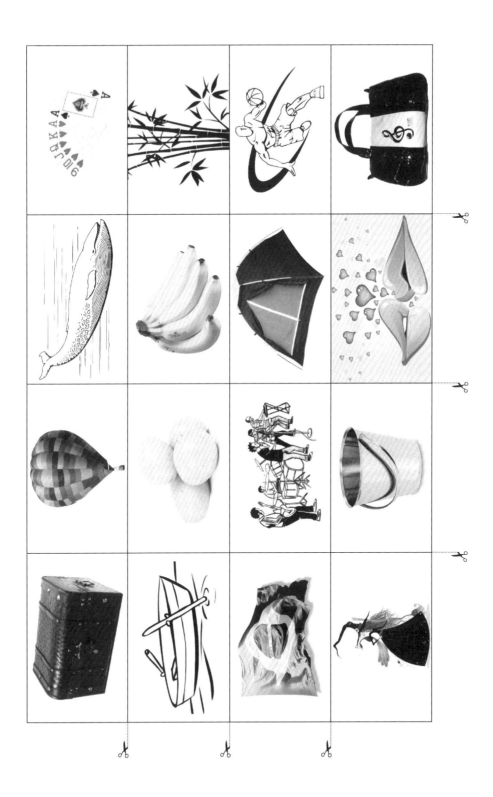

ESTIMULAÇÃO DA LINGUAGEM E DA MEMÓRIA — TREINAMENTO PRÁTICO

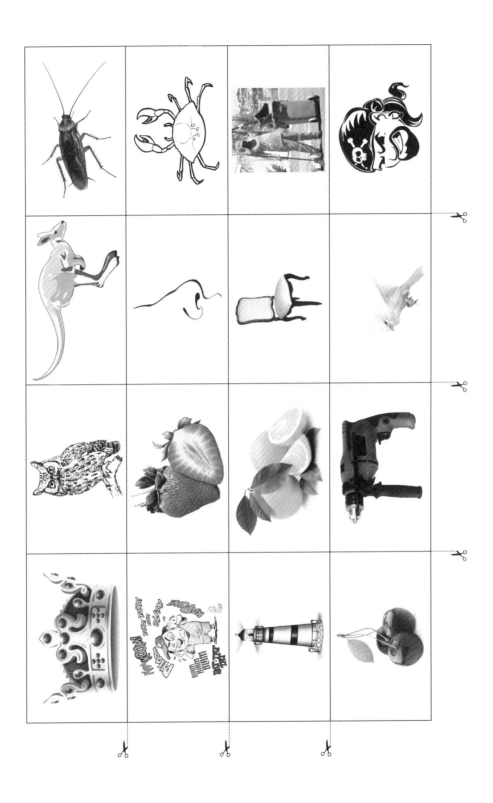

ESTIMULAÇÃO DA LINGUAGEM E DA MEMÓRIA — TREINAMENTO PRÁTICO 31

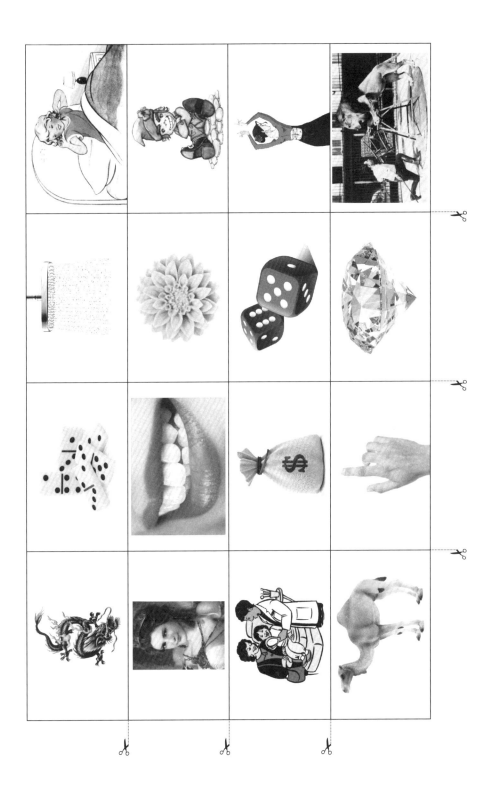

ESTIMULAÇÃO DA LINGUAGEM E DA MEMÓRIA — TREINAMENTO PRÁTICO 33

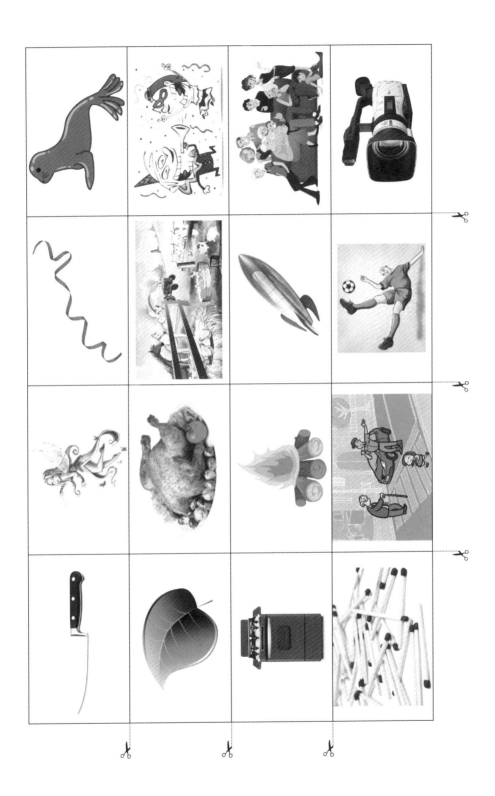

ESTIMULAÇÃO DA LINGUAGEM E DA MEMÓRIA — TREINAMENTO PRÁTICO 35

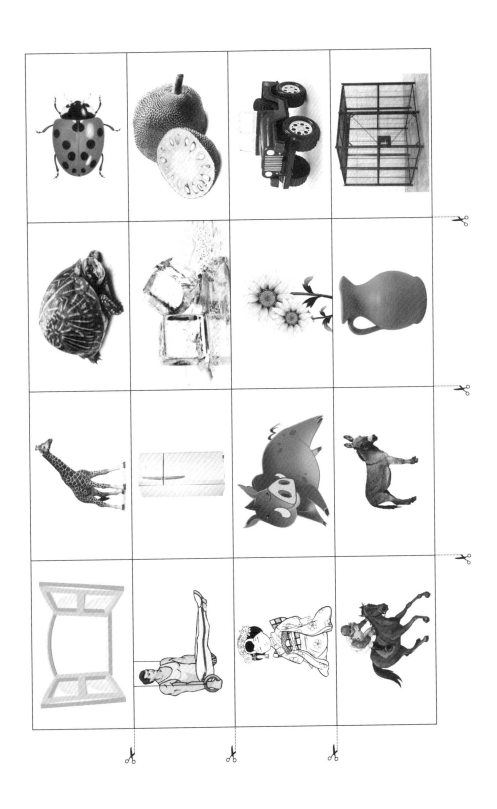

ESTIMULAÇÃO DA LINGUAGEM E DA MEMÓRIA — TREINAMENTO PRÁTICO

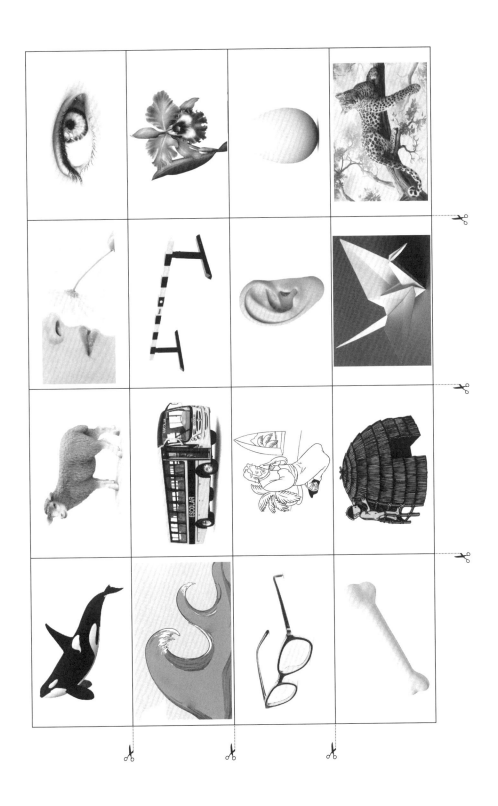

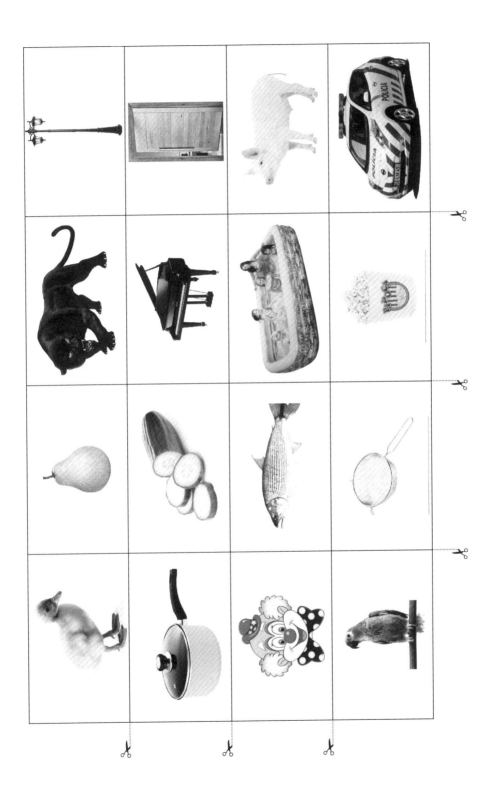

ESTIMULAÇÃO DA LINGUAGEM E DA MEMÓRIA — TREINAMENTO PRÁTICO 41

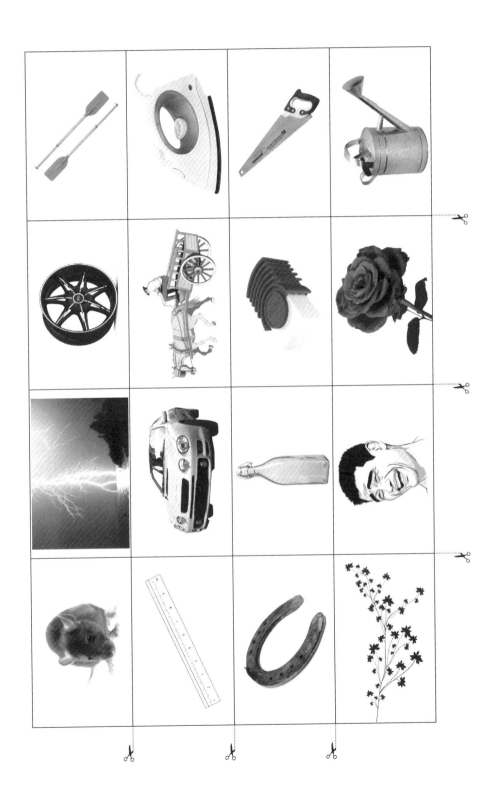

ESTIMULAÇÃO DA LINGUAGEM E DA MEMÓRIA — TREINAMENTO PRÁTICO 43

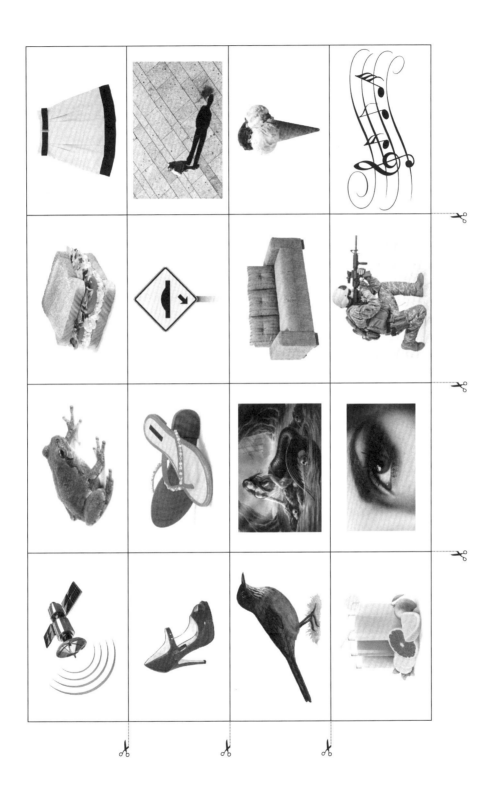

ESTIMULAÇÃO DA LINGUAGEM E DA MEMÓRIA — TREINAMENTO PRÁTICO

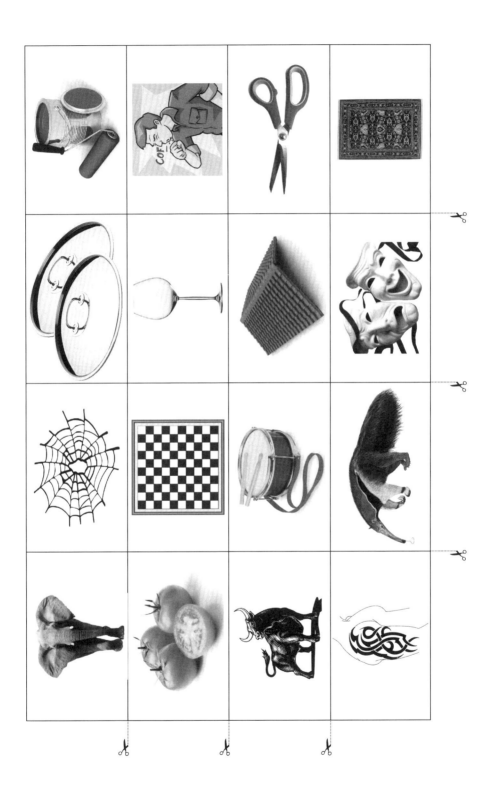

ESTIMULAÇÃO DA LINGUAGEM E DA MEMÓRIA — TREINAMENTO PRÁTICO

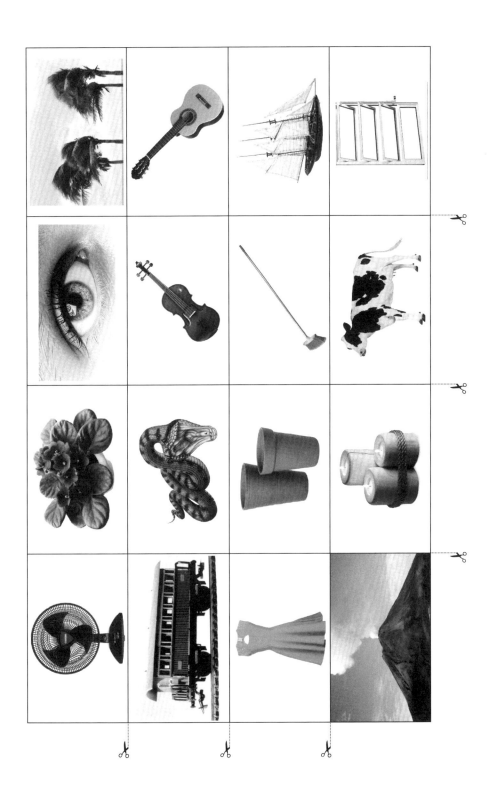

ASSOCIAÇÕES

- **Que associações você faz com as palavras abaixo?**

País . . . .

Cidade . . . .

Casa . . . .

Jardim . . . .

Porta . . . .

Chave . . . .

Janela . . . .

Sala . . . .

Quarto . . . .

Cozinha . . . .

Banheiro . . . .

Lustre . . . .

Sofá . . . .

Cortina . . . .

Estrada . . . .

Edifício . . . .

Antena . . . .

Escada . . . .

▪ Associe a primeira coluna com a segunda:

Casa	Tapete
Poltrona	Cortina
Cozinha	Panela
Janela	Jardim
Porta	Cravo
Chão	Geladeira
Flor	Tranca
Fogão	Vaso
Piano	Almofada

▪ Associe as palavras abaixo com qualquer coisa que se relacione com elas:

Casa . . . .

Porta . . . .

Tranca . . . .

Janela . . . .

Chão . . . .

Tapete . . . .

Cortina . . . .

Sala . . . .

Sofá . . . .

Poltrona . . . .

Almofada . . . .

Televisão . . . .

ESTIMULAÇÃO DA LINGUAGEM E DA MEMÓRIA — TREINAMENTO PRÁTICO **51**

- **Associação todo – parte:**

Exemplo: Piano – tecla

Relógio . . . .

Escova . . . .

Livro . . . .

Violão . . . .

Árvore . . . .

Vaso . . . .

Pêssego . . . .

Parede . . . .

Óculos . . . .

Vara de pescar . . . .

Caipirinha . . . .

Feijoada . . . .

Carro . . . .

Cômoda . . . .

Abajur . . . .

Avião . . . .

Vela . . . .

Quadro . . . .

Trem . . . .

Bandeira . . . .

Peteca . . . .

Escada . . . .

Cinto . . . .

Maionese . . . .

Céu . . . .

Mar . . . .

Alfabeto . . . .

Floresta . . . .

Camisa . . . .

Revista . . . .

Sombrinha . . . .

Armário . . . .

Fogão . . . .

Touro . . . .

Ventilador . . . .

Vassoura . . . .

Bicicleta . . . .

Xícara . . . .

ESTIMULAÇÃO DA LINGUAGEM E DA MEMÓRIA — TREINAMENTO PRÁTICO **53**

■ **Numere as expressões da segunda coluna de acordo com a primeira:**

1. Advertência	( ) Paciência!
2. Espanto	( ) Cuidado!
3. Aplauso	( ) Força! Coragem!
4. Desejo	( ) Ai! Ui!
5. Dor	( ) Bis! Bravo!
6. Encorajamento	( ) Que máximo!
7. Alegria	( ) Espero que tudo dê certo
8. Resignação	( ) Só quero ver!
9. Descrença	( ) Nossa!

---

1. Pedido	( ) Segunda-feira eu começo!
2. Dúvida	( ) Ah, eu não sabia...
3. Resolução	( ) Vamos aguardar.
4. Impaciência	( ) Socorro!
5. Justificativa	( ) É isso aí!
6. Calma	( ) Rrrrr...
7. Certeza	( ) Talvez...
8. Raiva	( ) Que demora!

■ Associe à frase a expressão idiomática correspondente:

1. O melhor é não dar palpites na briga deste casal.

2. O chefe ficou enraivecido por um simples motivo.

3. Minha filha me contou um episódio que não fazia sentido.

4. Hoje, meu marido me tratou com indiferença.

5. O patrão não descontou o atraso da funcionária.

6. Carolina é sempre beneficiada com a proteção do seu diretor.

7. Frederico reconheceu que não tinha razão sobre aquele caso.

8. O estudante perdeu a calma naquela situação.

9. Ele vai morar na França, mesmo sem emprego. Nem pensou duas vezes!

10. Amanhã vou ajudar a minha tia a terminar o trabalho.

( ) Perder a cabeça

( ) Ter as costas quentes

( ) Dar uma colher de chá

( ) Sem pés nem cabeça

( ) Dar um gelo

( ) Não meter a colher

( ) Fazer uma tempestade num copo d'água

( ) Dar uma mãozinha

( ) Atirar-se de cabeça

( ) Dar a mão à palmatória

ESTIMULAÇÃO DA LINGUAGEM E DA MEMÓRIA — TREINAMENTO PRÁTICO

CAÇA-PALAVRAS

- Encontre no digrama os alimentos começados pela letra "A":

B	A	B	A	I	S	N	U	M	I	R	N	U
M	M	A	R	E	S	E	I	A	G	A	N	L
I	R	I	C	H	A	P	A	D	A	R	R	E
A	E	L	A	B	A	C	A	T	E	A	E	C
L	M	B	M	A	C	E	L	G	A	Z	A	H
C	A	V	E	I	A	R	H	E	M	E	S	T
A	L	A	I	S	E	S	O	O	M	I	P	A
C	M	M	X	A	G	R	I	Ã	O	T	A	U
H	E	O	A	L	F	A	C	E	O	O	R	V
O	I	R	S	O	Q	R	U	E	C	N	G	V
F	R	A	I	P	O	R	O	M	E	A	O	K
R	Ã	A	N	I	S	O	A	Ç	A	I	S	C
A	O	M	O	S	A	Z	E	I	T	E	!	D
U	R	D	K	N	Q	K	C	H	N	H	D	H
F	H	L	O	K	D	N	K	C	I	M	D	N

Contorne as palavras referentes a esportes:

M	A	C	A	S	T	A	T	L	E	T	I	S	M	O
L	O	E	R	I	N	E	E	A	S	V	E	U	L	A
E	T	I	T	E	N	I	S	E	T	G	O	L	F	E
L	R	O	L	I	T	A	Q	U	E	U	J	O	V	O
A	E	V	I	L	E	Q	U	I	T	A	Ç	Ã	O	S
T	N	E	D	A	L	H	I	P	I	S	M	O	P	U
O	O	P	E	C	H	I	N	G	V	O	L	E	I	M
E	N	A	T	A	Ç	Ã	O	D	E	G	L	O	A	E
S	I	T	O	L	F	U	T	E	B	O	L	A	V	O
G	E	I	D	U	S	T	E	N	F	U	T	R	E	X
R	O	N	E	T	R	U	J	T	E	N	E	I	L	U
I	S	A	B	A	S	Q	U	E	T	E	M	O	A	N
M	A	Ç	O	R	A	I	D	I	A	S	U	R	F	O
A	Ç	Ã	B	I	G	P	O	L	O	C	A	V	O	N
V	I	O	J	E	T	O	I	A	R	G	O	L	U	T

ESTIMULAÇÃO DA LINGUAGEM E DA MEMÓRIA — TREINAMENTO PRÁTICO **57**

- **Contorne as palavras que se referem a acidentes geográficos:**

A	M	I	X	I	M	B	S	U	U	A	A	U
B	F	H	R	G	C	T	A	L	L	S	V	L
C	G	G	R	F	C	B	G	L	E	X	U	E
F	M	I	R	G	C	B	A	V	U	S	A	C
I	O	C	I	L	H	A	S	U	L	E	H	H
H	N	H	E	A	T	I	M	A	E	R	E	T
A	T	A	N	G	O	A	S	C	A	I	T	A
F	A	F	U	O	O	C	E	A	N	O	N	U
E	N	E	V	A	C	A	R	R	A	S	S	V
O	H	O	V	U	L	C	Ã	O	L	E	E	V
B	A	B	A	I	S	N	U	M	I	R	N	K
I	R	I	C	H	A	P	A	D	A	R	R	C
M	M	A	R	E	S	E	I	A	G	A	N	D
U	R	D	K	N	Q	K	C	H	N	H	D	H
F	H	L	O	K	D	N	K	C	I	M	D	N

CHARADAS

Nasci em Portugal
O primeiro lugar que conheci no Brasil foi a Bahia
Cheguei ao Brasil em 22 de abril
Fiz uma descoberta muito importante
Meu rosto já estampou notas e moedas
Comandei uma frota de 13 caravelas

Sou muito popular entre as crianças
Utilizo um meio de transporte bem diferente
Recebo muitas cartas
Sou aguardado com ansiedade
Sou gordo
Uso botas pretas
Todos se lembram de mim em dezembro

Sou uma figura da literatura
Estou associado à mentira
No começo eu era de madeira
Posso dizer que sou um cara de pau
Quanto minto meu nariz cresce

Minha profissão é perigosa
Consigo flutuar
Uso um macacão especial
Trabalho em equipe
Circulo entre os astros
Já fui à Lua

Vivo para cima e para baixo
Ouço sempre conversas pela metade
Tenho uma porta
Costumo ser pequeno
Tenho um botão de emergência

ESTIMULAÇÃO DA LINGUAGEM E DA MEMÓRIA — TREINAMENTO PRÁTICO

Sinto todos os sabores
Participo de funções importantes
Algumas pessoas não me dão descanso
Me movimento muito quando você fala ou come

Posso ser vermelha ou verde
Dou em árvores
Posso ser encontrada na salada de frutas
Tenho primas argentinas
Você pode me descascar ou não

Tenho quatro pontos principais
Sou usada em aviões e barcos
Quase sempre sou redonda
Sou atraída por ferro ou aço
Sou uma ferramenta dos pilotos e comandantes
Indico os pontos cardeais

Sou um animal doméstico
Posso ter pintas
Gosto de enterrar ossos
Tenho quatro patas
Dizem que sou o melhor amigo do homem

É difícil me mudar de lugar
Estou em algumas casas
Gosto muito de música
Vira e mexe, estou no concerto
Posso ser usado por duas pessoas ao mesmo tempo
Sou afinado
Tenho pedais

Posso ser grande ou pequeno
Tenho duas entradas
Posso ter vários formatos
Muitas vezes me meto onde não sou chamado
Eu te possibilito sentir o cheiro das coisas

Sou um dos livros mais importantes da História
Mas não fui escrito por um americano ou inglês
Sou um conjunto de livros sagrados
Sou o mesmo que Escrituras
Muitos religiosos costumam ler este livro com frequência

Sou líquida
Sou salgadinha
A de crocodilo não significa nada
Sou uma gota
Saio dos olhos

É vermelho
É um líquido
Ele corre
Quando fico nervoso, o meu ferve
Corre pelas veias e artérias

É um espaço escurecido pela ausência parcial de luz
Muda de posição
Pode ser de vários tamanhos
Podemos brincar com elas
As árvores a fornecem
Muita gente gosta dela e de água fresca

Pode ser muito alta
Subi-la pode ser muito cansativo
Pode ser de madeira, de mármore, de pedra etc.
Quer pagar uma promessa? Suba uma de joelhos

ESTIMULAÇÃO DA LINGUAGEM E DA MEMÓRIA — TREINAMENTO PRÁTICO

Seu chefe é eleito por um colégio de cardeais
É uma monarquia eletiva, não hereditária
É considerado o menor Estado do mundo
Situado em Roma
País sede da Igreja Católica

Grupo de pessoas ligadas entre si
Cada um tem a sua
Pode ser grande ou pequena
Reúne pessoas da mesma linhagem
Alguns dizem que só é boa para tirar retrato

É muito usada para presentear
É um símbolo de feminilidade
Pode ter várias cores
Pode ser o nome de uma mulher
É o nome de uma flor

É famoso por seus ensinamentos
Normalmente é representado sentado
Nasceu no Nepal e morreu na India
Seu nome era Sidarta

É cheio de água, doce ou salgada
Mas não se pode nadar ali
Dizem que traz paz a quem o observa
É um signo do zodíaco
Não se esqueça de alimentar quem mora nele

Personagem feminina de um filme da Disney
Trabalhava muito
Vivia esfregando o chão
Tinha uma fada protetora
Perdeu um sapato

Foi invadida pelos alemães
É um destino famoso na Europa
Ocupa um lugar preponderante no mundo da moda
Famosa por sua arquitetura, seus museus, castelos e vinho
Denominada "Cidade Luz"

Seu pátio central é ocupado por uma pirâmide de vidro
É enorme
Fica na Europa
É lá que se encontra uma das pinturas mais famosas do mundo
É um museu

Pode possuir muralhas
Tem uma estrutura arquitetônica de fortificação
Costuma ser lugar de visitação
Sua construção poderia levar até vinte anos ou mais
Costuma ter torres, que tinham uma função defensiva

Cresço em árvores, de cabeça para baixo
Sou ouro ou prata
Posso ser servida frita
Minha casca é amarela
Posso ser vendida em dúzias

Sou a terra natal de um ex-presidente muito criticado
Cana-de-açúcar é o meu principal produto
Minha capital fica no litoral
Meu nome tem três vezes a letra A
Fico na região Nordeste

Sou muito popular
Gosto de dar dinheiro ao público
Não sou pirata, mas já tive um baú
Sou muito rico
Falo muito
Comecei a trabalhar como camelô

ESTIMULAÇÃO DA LINGUAGEM E DA MEMÓRIA — TREINAMENTO PRÁTICO

Sou um alimento
Posso ser escuro ou branco
Posso ser amargo
Às vezes venho em pó
Não sou ouro, mas posso ser encontrado em barras

Sou um jogador de futebol
Comecei a jogar no Santos Futebol Clube, hoje jogo na Europa
Sou jovem
Sou considerado muito talentoso
Já fiz comercial na TV

Para funcionar uso uma bateria
Cobro caro para ficar falando
Mas não posso dar um "piu" dentro de teatros e cinemas
Sou levado para todos os lugares
Posso tocar música
Às vezes fico fora da área
Posso fotografar

Posso chegar em sua casa bem cedo
Sou muito fofoqueiro
Circulo pelo mundo todo
Trago muitas fotos
Gosto de lhe contar as últimas notícias
Sou de papel

Entrego mensagens mais rápido que o carteiro
Posso ser usado para fazer compras
Eu não vivo sem programa
Estou ficando cada vez menor e mais rápido
Sou muito usado em escritórios
Possuo um teclado
Levo você para o mundo da internet

Estou cheia de árvores
Sou geralmente verde
É perigoso se perder em mim
Forneço madeira
Sou a casa de muitas criaturas vivas
Posso ser vítima de queimadas
Os ambientalistas me defendem

Você só me vê no escuro
Faço você rir e chorar
Prendo sua atenção por 2 ou 3 horas
Apresento heróis e vilões
Vivo sempre fazendo drama e suspense
Já criei vários mitos
Estou no mundo inteiro
Já fui mudo, mas aprendi a falar

Não sou prédio, mas tenho um elevador
Minha comida é apimentada
Tenho muitos grupos musicais
Tenho muitas igrejas
O berimbau é o meu instrumento típico
Fui a primeira capital do Brasil

Estou numa grande planície no centro do Brasil
Muitos têm atuado em minha defesa
Água é o que não me falta
Tenho fauna e flora muito ricas
Jacarés estão por toda parte
O tuiuiú é o meu símbolo
Em mim há muita criação de gado
Já fui cenário de uma famosa novela

ESTIMULAÇÃO DA LINGUAGEM E DA MEMÓRIA — TREINAMENTO PRÁTICO

Tenho uma festa muito famosa no mês de outubro
Tive uma forte colonização alemã
Recebo muitos turistas argentinos
Sou um estado da região Sul
O Beto Carrero World fica dentro do meu território
Sou vizinho do Paraná

Sou salgado
Tenho muitas praias em diferentes países
Cubro um quinto de todo o planeta
Sou o segundo maior em extensão
Você pode me ver nos mapas e atlas
Sou a casa dos peixes

Tenho um grande relógio
Fico em uma ilha
Tenho um famoso museu de cera
Tenho uma troca de guarda
Sou uma capital europeia
Meus ônibus têm dois andares
Sou a terra dos *pubs*
Tenho uma família real

Não tenho saída para o mar
O nome da minha moeda é o Guarani
Meu idioma é o castelhano
Construí uma hidrelétrica em parceria com o Brasil
Recebo a visita de muitos sacoleiros
Sou unido ao Brasil por uma ponte

Farinha é um dos meus ingredientes
Tenho um monte de tipos
Posso ser média
Posso ser entregue em sua casa
Engordo bastante
Minha casa é de papelão
Normalmente sou redonda
O queijo é um de meus principais ingredientes

CATEGORIAS

- **Coloque as palavras abaixo nos respectivos lugares:**

Colar, sandália, Coca-Cola, anel, pulseira, guaraná, chinelo, vinho tinto, sapato, cerveja, broche, Havaianas, rum, bota, tiara, cachaça, escarpim, mocassim, vodka, solitário, tamanco, alpargata, gargantilha, brinco, licor.

Joias	Sapatos	Bebidas

ESTIMULAÇÃO DA LINGUAGEM E DA MEMÓRIA — TREINAMENTO PRÁTICO **67**

- **Coloque as palavras abaixo nas colunas a que pertençam:**

Máquina de suco, processador, jarra, garfo, pires, batedeira, faca, xícara, copo, micro-ondas, colher, espumadeira, liquidificador, facão, prato fundo, bule, travessa, ferro, *grill*, torradeira, batedor, cutelo, concha, saca-rolhas, ralador, tesoura, tigela, prato, espátula, pirex, sanduicheira, abridor, sopeira, lava-louça, forno elétrico, molheira, espremedor, caneca, faca elétrica, *mixer*, saladeira, fritadeira.

Talheres/Utensílios	Louças	Eletrodomésticos

Coloque as palavras abaixo nos respectivos lugares:

Papelaria, prefeitura, restaurante, zelador, sapataria, inquilino, zona azul, engar-rafamento, pizzaria, lanchonete, farmácia, bar, livraria, ruas, cafeteria, prédios, estacionamento, garis, churrascaria, prisão, quartel, lojas, cabeleireiros, hotéis, polícia, relojoaria, pastelaria, joalheria, supermercados, correio, aeroporto, jornaleiro, quiosques, avenida.

Cidade/Moradia	Alimentação	Comércio

ESTIMULAÇÃO DA LINGUAGEM E DA MEMÓRIA — TREINAMENTO PRÁTICO **69**

▪ Coloque as palavras nos respectivos lugares:

Pelicano, cachorro, pato, galinha, pinguim, gato, vaca, rinoceronte, beija-flor, rato, jacaré, avestruz, tartaruga, águia, pavão, peru, coelho, zebra, tucano, elefante, girafa, cegonha, tigre, coruja, leopardo, gambá, cavalo, arara, sapo, gaivota, ganso, ema.

Animais com 2 patas	Animais com 4 patas

▪ Dê exemplos de:

Países . . . .

Raças . . . .

Pássaros . . . .

Massas . . . .

Árvores . . . .

Planetas . . . .

Signos . . . .

Estrelas . . . .

Animais selvagens . . . .

Metais . . . .

Peixes . . . .

Oceanos . . . .

Animais domésticos . . . .

Mares . . . .

Insetos . . . .

Queijos . . . .

Vinhos . . . .

Pedras . . . .

Esportes . . . .

ESTIMULAÇÃO DA LINGUAGEM E DA MEMÓRIA — TREINAMENTO PRÁTICO

■ Qual a palavra que não pertence à série?

Robalo, namorado, linguado, gaivota, salmão.

Violeta, gerânio, samambaia, crisântemo, cravo.

Tangerina, nabo, graviola, jabuticaba, framboesa.

Cajá, espinafre, bertalha, alface, chicória, rúcula.

Mediterrâneo, Egeu, Morto, Cáspio, Tocantins.

Egito, Tunísia, Somália, Austrália, Nigéria, Angola.

Sena, Amazonas, Reno, Danúbio, Tamisa, Douro.

Aconcágua, Agulhas Negras, Everest, Saara, Dolomitas.

Santiago, Buenos Aires, Montevidéu, Bogotá, Chile.

Itália, Dinamarca, Bélgica, Nova Zelândia, Noruega.

Toronto, Montreal, Denver, Vancouver, Quebeque.

Califórnia, Texas, São Francisco, Arizona, Colorado.

Notre Dame, Duomo de Milão, Sagrada Família, São José.

Guaraná, Coca-Cola, Sprite, Mate, Semolina.

Edredon, xale, cobertor, lençol, colcha, fronha.

Rio, montanha, neve, ilha, península.

Magnésio, alumínio, cobre, plástico, ferro.

Sofá, poltrona, prato, cadeira, mesa.

Águia, tucano, sabiá, coruja, sapo.

COMPLETAR FRASES

Um sanduíche de . . . .

Um ninho de . . . .

Uma torta de . . . .

Um cartão de . . . .

Um corte de . . . .

Uma travessa de . . . .

Um copo de . . . .

Uma lasca de . . . .

Uma colcha de . . . .

Um prato de . . . .

Um grão de . . . .

Uma porção de . . . .

Um jogo de . . . .

Um pão de . . . .

Uma boneca de . . . .

Um monte de . . . .

Umas calças de . . . .

Um carrinho de . . . .

Uma jaqueta de . . . .

ESTIMULAÇÃO DA LINGUAGEM E DA MEMÓRIA — TREINAMENTO PRÁTICO

- **Complete as frases abaixo:**

Tenho vontade de ir . . . .

Tenho vontade de passear . . . .

Tenho vontade de comer . . . .

Tenho vontade de falar com . . . .

Tenho vontade de ver esse . . . .

Tenho vontade de sentir esse . . . .

Gostaria de assistir esse . . . .

Gostaria de telefonar para . . . .

Gostaria de receber . . . .

Gostaria de visitar . . . .

Gostaria de beber . . . .

Gostaria de ver a . . . .

Gostaria de marcar uma . . . .

Gostaria de trocar de . . . .

Gostaria de experimentar esse . . . .

Gostaria de viajar para . . . .

Estou com vontade de cortar . . . .

Gostaria de conversar com . . . .

▪ Complete as frases:

Ela/e quer . . . .

Ela/e precisa . . . .

Ela/e está . . . .

Ela/e não quer . . . .

Ela/e não precisa . . . .

Ela/e não está . . . .

Ela/e prefere . . . .

Ela/e prefere não . . . .

Ele/a é . . . .

Ele/a quer que . . . .

Eles são . . . .

Eles estão . . . .

Eles preferem . . . .

Ele/a pensa que . . . .

Eles usam . . . .

Ela espera . . . .

Eles aguardam . . . .

Ela usa . . . .

Ele se parece com . . . .

ESTIMULAÇÃO DA LINGUAGEM E DA MEMÓRIA — TREINAMENTO PRÁTICO **75**

- **Complete as frases:**

Eu quero . . . .

Eu quero a . . . .

Eu quero o . . . .

Eu vou para . . . .

Eu vou com . . . .

Eu preciso . . . .

Eu preciso de . . . .

Eu preciso um . . . .

Eu gosto . . . .

Eu gosto de . . . .

Eu gosto do . . . .

Eu gosto dos . . . .

Eu gostaria . . . .

Eu gostaria de . . . .

Eu prefiro . . . .

Eu fui à . . . .

Eu sei . . . .

Eu vejo . . . .

Eu escuto . . . .

Complete as frases:

Eu escovo os dentes com a . . . .

O barbeiro faz a . . . .

Pela manhã o galo . . . .

Eu me lavo com . . . .

As crianças gostam de contos de . . . .

A lavadeira lava a . . . .

De manhã o sol . . . .

De tardinha o sol . . . .

Eu varro com a . . . .

Eu tenho sorte, eu ganhei na . . . .

Eu como um tablete de . . . .

O padeiro vende o . . . .

Os brasileiros vivem no . . . .

Cão que ladra não . . . .

Água mole em pedra dura tanto bate até que . . . .

O médico cuida dos . . . .

A moça senta porque está . . . .

Eu bebo porque tenho . . . .

Eu durmo porque tenho . . . .

A ocasião faz o . . . .

Cada um por si, Deus por . . . .

ESTIMULAÇÃO DA LINGUAGEM E DA MEMÓRIA — TREINAMENTO PRÁTICO

Nem tudo que reluz é . . . .

Eu abro uma . . . .

Eu escuto . . . .

O marceneiro faz . . . .

No jardim eu planto . . . .

Eu me olho no . . . .

Eu escrevo com um . . . .

Eu como com um . . . .

Eu bebo água no . . . .

Eu bebo uma taça de . . . .

Para saber as horas eu olho no . . . .

Eu lavo as mãos na . . . .

Eu tomo banho de . . . .

A lavadeira lava as . . . .

O ladrão roubou as . . . .

Minha casa é . . . .

Eu janto na sala de . . . .

As estrelas . . . .

O sol se põe no . . . .

O arco-íris tem 7 . . . .

▪ Completar as frases:

A moça está comendo um . . . .

Eles estão jogando . . . .

O casal está . . . .

O homem está correndo atrás do . . . .

A moça está penteando seus . . . .

A menina está assoprando as . . . .

O garotinho está . . . .

A menina está tocando . . . .

A moça está comendo . . . .

A moça está tomando . . . .

A menina está escovando os . . . .

O homem está tocando . . . .

A moça está trocando o seu . . . .

Os casais estão . . . .

O rapaz está para pegar o . . . .

A senhora está no . . . .

A garota está beijando sua . . . .

O senhor está pintando um . . . .

A moça está segurando muitos . . . .

As garotas estão lutando . . . .

O homem está andando na . . . .

O menino está pulando na . . . .

ESTIMULAÇÃO DA LINGUAGEM E DA MEMÓRIA — TREINAMENTO PRÁTICO 79

Eles estão assistindo . . . .

Mariana passeia com seu . . . .

Aos domingos nós costumamos almoçar . . . .

Júlia vai para o trabalho de . . . .

Simone perdeu seus . . . .

Sábado vamos visitar nossos . . . .

Sandra sabe desenhar . . . .

Nós escolhemos um presente . . . .

João comprou um vinho para . . . .

Gosto de comer banana com . . . .

Lúcia está ansiosa para . . . .

Ela confia muito em . . . .

Ele se comprometeu a . . . .

Ela tem receio de . . . .

Eles combinaram de . . . .

Ela ficou desapontada porque . . . .

Poucas pessoas compareceram a . . . .

Ninguém reparou que ele . . . .

Ela está sem tempo porque . . . .

O jogador se esforçou muito para . . . .

Eles gastaram muito na viagem a . . . .

Nós nunca nos preocupamos com . . . .

Ele insiste em . . . .

Ela continua a trabalhar . . . .

Meu melhor amigo adora . . . .

Ana não se interessa por . . . .

André não aceita . . . .

Cristina acredita em . . . .

Eu quero aprender a . . . .

Nós sentimos muita falta de . . . .

Meu marido sempre apoiou . . . .

Priscila gasta excessivamente com . . . .

Eu me preocupo muito com . . . .

Gustavo admira muito seu . . . .

Nós ajudamos várias . . . .

O exercício físico proporciona mais . . . .

Carolina tem facilidade para . . . .

Marina tem muito bom . . . .

Joana quer melhorar sua . . . .

O conhecimento transforma . . . .

As crianças se divertiram no . . . .

Meus filhos vibraram com a . . . .

Sofia gosta de proteger os . . . .

ESTIMULAÇÃO DA LINGUAGEM E DA MEMÓRIA — TREINAMENTO PRÁTICO **81**

- ## Complete as frases com a palavra mais adequada:

O avião é um . . . . seguro

O diesel é um . . . . mais barato do que a gasolina.

O futebol é um . . . . muito popular.

A carteira de identidade é um . . . . que devemos sempre ter a mão.

A persistência é uma . . . . que nos ajuda a prosperar.

A novalgina é um . . . . muito eficaz.

O ultravioleta é um . . . . nocivo à pele.

O outono é uma . . . . amena.

O ferro é um . . . . muito resistente.

A Terra é um . . . . do Sistema Solar.

Halley é um . . . . muito estudado pelos astronautas.

A hipertensão é um . . . . que pode acarretar problemas cardiovasculares.

A Coca-Cola é uma . . . . conhecida mundialmente.

O egoísmo é um . . . . que devemos combater.

A falta de água está relacionada com o . . . . das florestas.

"A Última Ceia" é uma . . . . de Leonardo da Vinci.

Obras de pavimentação das estradas garantem mais . . . . aos motoristas.

■ Completar as frases com as palavras dadas:

1) . . . . levar nosso carro para. . . . . a vistoria . . . .
(fazer – anual – precisamos)

2) . . . . o carro num lugar . . . . e . . . .
multada. Que chato!
(proibido – fui – estacionei)

3) Não há uma . . . . única para o . . . . da mobilidade. . .
. . . .
(urbana – solução – problema)

4) Ontem eu . . . . um. . . . . filme de. . . . . na TV.
(interessante – assisti – suspense)

5) Muitas doenças . . . . podem ser . . . . por . . . .
de higiene.
(falta – transmitidas – infecciosas)

6) Estivemos . . . . São Paulo na semana . . . . para . . . . .
. . . . uns . . . .
(amigos – visitar – em – passada)

7) A melhor maneira de . . . . com os . . . . é não . . . .
. . . . . que eles não existem.
(problemas – fingir – lidar)

8) . . . . lindos presentes de . . . ., mas . . . . ter
que trocar . . . . deles.
(aniversário – alguns – vou – ganhei)

9) Os alunos e . . . . participaram do . . . . de . . . .
do novo . . . . da Universidade.
(processo – reitor – professores – escolha)

ESTIMULAÇÃO DA LINGUAGEM E DA MEMÓRIA — TREINAMENTO PRÁTICO **83**

10) Ontem o trânsito . . . . caótico no . . . . da cidade . . . .
. . . . da . . . . dos professores.
(por causa – ficou – manifestação – centro)

11) Algumas . . . . têm passado a . . . . o uso de bicicletas
como . . . . de transporte.
(opção – prefeituras – incentivar)

12) A reunião de . . . . transcorreu sem grandes . . . . até
que começou-se a . . . . sobre as . . . . de garagem.
(vagas – discutir – condomínio – problemas)

13) O cachorro dos nossos . . . . foi . . . . ao . . . .
para . . . . a vacina contra raiva.
(tomar – vizinhos – veterinário – levado)

14) " . . . . eleitorais são . . . ., mas os seres humanos que
delas . . . . .são . . . .
(permanentes – transitórias – participam – campanhas)

15) Um . . . . da Amazônia . . . . futebol às crianças de sua
. . . . e promove maratonas . . . . na aldeia.
(tribo – ensina – esportivas – cacique)

16) Os rituais de . . . . que . . . . um casamento movimentam
. . . . de . . . . no Brasil.
(antecedem – bilhões – beleza – reais)

17) "Você não . . . . o que você . . . . para . . . .
dinheiro, você é o que . . . . faz para . . . . feliz."
(ser – é – ganhar – você – faz)

18) . . . . prefeituras ainda . . . . que bosques sejam . . . . .
. . . . . . para dar . . . . a . . . . residenciais.
(permitem – condomínios – algumas – lugar – derrubados)

COMPLETAR FRASES COM VERBOS

- **Use verbos diferentes para completar:**

A porta . . . .

A porta . . . .

A luz . . . .

A luz . . . .

O dinheiro . . . .

O dinheiro . . . .

Os papéis . . . .

Os papéis . . . .

A água . . . .

A água . . . .

A bolsa . . . .

A bolsa . . . .

A economia . . . .

A economia . . . .

Os políticos . . . .

Os políticos . . . .

ESTIMULAÇÃO DA LINGUAGEM E DA MEMÓRIA — TREINAMENTO PRÁTICO   **85**

▪ Complete com os verbos abaixo relacionados:

Eu vou . . . . no calçadão.

Eu vou . . . . fora.

Eu vou . . . . o cabelo.

Eu vou . . . . as unhas.

Eu vou . . . . no Jardim Botânico.

Eu vou . . . . para o exterior.

Eu vou . . . . cartas com amigos.

Eu vou . . . . as janelas.

Eu vou . . . . a porta.

Eu vou . . . . no mar.

Eu vou . . . . corda.

Eu vou . . . . na cadeira.

Eu vou . . . . na varanda.

Eu vou . . . . um livro.

Eu vou . . . . um sorvete.

Eu vou . . . . um cochilo.

Eu vou . . . . dinheiro.

---

sentar – andar – nadar – pular – descansar – fechar – abrir – jogar – viajar –
passear – fazer – cortar – jantar – escrever – tomar – juntar – tirar

▪ Complete as seguintes frases com o verbo adequado:

Vocês . . . . sempre com as crianças?

Eles . . . . cedo todos os dias.

Muitas vezes . . . . sozinhos.

Ele disse que . . . . o negócio.

Nunca devemos . . . . a esperança.

Ter uma bela casa . . . . um desejo antigo.

Mário . . . . os documentos da pasta.

O advogado conseguiu . . . . o mistério.

Ele foi à Paris para . . . . os maiores museus da cidade.

É preciso ler com atenção o que . . . . impresso.

A mãe da vítima não quis . . . . ao julgamento.

Com o descarrilamento do trem, vários feridos . . . . encaminhados para os hospitais da cidade.

Dizem que o prédio da Rua 13 de maio . . . . por causa do excesso de entulho armazenado na garagem.

Os ingleses e os argentinos . . . . pela soberania das Ilhas Malvinas.

A ordem dos fatores não . . . . o produto.

Durante a reforma, a casa . . . . de pernas pro ar.

O senhor Felipe foi à delegacia para . . . . o roubo na sua loja.

Fui ao Banco . . . . o cheque que recebi do cliente.

ESTIMULAÇÃO DA LINGUAGEM E DA MEMÓRIA — TREINAMENTO PRÁTICO 87

- ### Complete com o verbo adequado:

1. A gente sempre . . . . a TV antes de dormir.

2. Nós . . . . os presentes com papel vermelho.

3. Ele . . . . muito dinheiro.

4. José sempre . . . . sua filha à escola.

5. Ela . . . . os óculos quando vai dormir.

6. Ela . . . . a feira sábado de manhã.

7. Nós gostamos de . . . . cedo.

8. Eu . . . . pouca água durante o almoço.

9. Ela sempre . . . . frutas depois do almoço.

10. Ele . . . . na praia todas as manhãs.

11. Crianças adoram . . . . escadas correndo.

12. Eu não . . . . a Grécia.

13. Ele é filho de japoneses. Por isso ele . . . . japonês.

14. Aquela loja . . . . roupas infantis.

15. Você . . . . a Joana?

16. Ele sempre . . . . flores para Sônia no dia de seu aniversário.

17. Eu . . . . compras na Barra ontem.

18. Eu . . . . a Ana no aeroporto, quando fui levar o Júlio.

19. A espécie humana . . . . diferenciada dos outros seres vivos.

■ Complete as frases conjugando os verbos adequadamente:

Eu . . . . de passear aos domingos.

Ela . . . . cedo para ir trabalhar.

João . . . . o jornal na sala.

Maria . . . . muito depressa.

Nós . . . . música no teatro.

Eles . . . . futebol ontem.

Eu . . . . a corrida no autódromo.

Ele . . . . batata frita no almoço.

Cecília . . . . seu vestido de noiva.

Todos . . . . ao museu amanhã.

Todo domingo nós . . . . meus avós.

Antigamente, a cidade . . . . mais bonita.

Todo sábado eu . . . . ginástica.

Eu não . . . . ir ao clube amanhã.

Ela . . . . das plantas da varanda.

cuidar – acordar – poder – almoçar – fazer – visitar – assistir – ir –
experimentar – comer – jogar – ser – ouvir – ler – gostar

ESTIMULAÇÃO DA LINGUAGEM E DA MEMÓRIA — TREINAMENTO PRÁTICO 89

COMPLETAR PALAVRAS

- **Leia as palavras abaixo colocando a letra inicial que falta:**

__adeira	__urativo	__abelo	__oqueiro
__alhaço	__ilantra	__oeira	__aciente
__esclado	__iniatura	__odelo	__úsculo
__adio	__emédio	__idículo	__ocambole
__oteira	__eladeira	__irassol	__afieira
__elatina	__ostosura	__atuno	__inástica
__inema	__eleiro	__emana	__ítio
__ioleta	__estimenta	__oracidade	__ulcão

- **Use CH ou X conforme convenha:**

CAI___A	FLE___A
BU___A	FI_____A
CA___IMBO	___INGAR
FROU___O	BE___IGA
___IMARRÃO	_____AMPU
PEI___ARIA	PREEN___ER
MO___ILA	___ERIFE
VE___AME	ME___ILHÃO
BO___E___A	FANTO___E
LI___EIRO	VE___AME
___U___U	PE_____IN___A
EN___AME	DEBO___AR
___UTEIRA	ME___ICANO
EN___ADA	___ALE
CO___ILO	___ALÉ
DEBO___AR	ME___ERICA
SALSI___A	___ÍCARA
___ADREZ	CO___ILO
CON___A	

Acrescente uma letra para formar palavras:

LU__TRE	LU__AR	NI__HO
BA__CO	CU__VA	CI__CO
B__USA	SA__ÃO	JO__NAL
JO__GO	TE__TRO	MA__CO
A__IÃO	BRI__CO	PLA__TA
AL__ACE	LI__O__	LA__O
A__EITE	MO__HO	SA__ÃO
JA__EIRO	FE__EREIRO	AGOS__O
PEI__E	P__AÇA	RA__NHA
FELI__	QUEI__O	BO__ÃO
BA__DE	CA__PO	CA__NE

A – B – C – D – E – F – G – H – I – J – L – M – N – O – P – Q – R – S – T – U – V – X – Z

Preencha as lacunas com a letra adequada:

CA__ALO	COC__EIRA	SELI__
RÉ__EAS	FORRA__EM	FE__RADURA
TO__ETE	__ARRETE	GA__UPA
F__ANCO	CRI__A	CO__RENTE
GALO__HA	FOCI__HO	BARRI__A
ALA__ÃO	TO__ILHO	GA__OPE
T__OTE	CA__CO	CO__LHO

ESTIMULAÇÃO DA LINGUAGEM E DA MEMÓRIA – TREINAMENTO PRÁTICO **91**

- **Coloque P ou B conforme convenha para completar as palavras:**

Sá__ado	ras__ar	des__otar	desa__otoar
Res__irar	res__eitar	re__ocar	des__entear
Ta__elar	titu__ear	re__ater	res__eitar
Com__letar	com__ater	contem__lar	contri__uir
__a__oula	__ar__ante	__e__edouro	__e__ita
Som__ra	so__ra	so__ra	su__ra
Far__a	fi__ra	fu__á	fá__ula
De__ara	dis__ara	de__rua	de__ita
Su__ida	su__era	ser__ente	so__er__a
Sal__ica	se__orreia	su__lanta	sa__ida

- **Coloque P ou B conforme convenha para completar as palavras:**

Comi uma __ala.

O __ato nada na lagoa.

Em Veneza há muitos __om__ os na Praça São Marco.

De__ruçar na janela é muito __erigoso.

O ca__itão da embarcação avisou que iriam atracar.

O ga__arito da prova foi dado para a correção.

As a__otoaduras daquela camisa eram de prata com pedra ônix.

Foi __reciso __uscar as a__ostilas no arquivo morto.

Raramente __recisamos __uscar as crianças pois elas voltam de ônibus.

As aulas de com__utação serão dadas no sá__ado a tarde.

Não foi __ossível o__servar o andamento dos tra__alhos por causa do intenso tem__oral.

Na __u__erdade é comum os jovens __eram__ularem pela cidade durante o horário das aulas.

Há uma __ossi__ilidade de conseguirmos __assagens naquela em__arcação.

Meu __adrinho merece os __ara__éns __elo sucesso o__tido com mais esse com__êndio histórico.

COMPLETAR TEXTOS

- **Complete as histórias:**

É o início das férias. Há muitas pessoas na . . . . para pegar o . . . . que vem chegando.

Muitas pessoas descem com as . . . . e encontram sua . . . .

O trem está muito cheio de . . . .

Deve-se ficar em pé num . . . . ?

O ano tem quatro . . . .

Na . . . . as flores brotam e os dias ficam mais . . . .

No . . . . faz muito . . . . e as pessoas viajam para as . . . . para tomar banho de . . . .

No Brasil quase não há . . . . , poucas árvores perdem suas . . . . , a não ser as amendoeiras que perdem folhas quase o ano inteiro.

No . . . . faz frio, fica mais frio no . . . . do Brasil, mas no Rio quase nunca faz muito . . . .

Ontem de . . . . saí de casa e fui caminhar . . . . parque que fica . . . . de minha casa. Passei duas . . . . no parque e depois . . . . para casa. Tomei um . . . . , almocei e à tarde fui fazer . . . . no supermercado. Fui de carro, pois sabia que teria que . . . . muitas sacolas.

Às vezes gosto de . . . . um ônibus e passear pelos . . . . da cidade. É uma boa forma de . . . . melhor a cidade.

ESTIMULAÇÃO DA LINGUAGEM E DA MEMÓRIA — TREINAMENTO PRÁTICO **93**

- **Complete os textos de maneira a fazer sentido. Se necessário, procure as palavras mais adequadas abaixo:**

diz – fotos – gente – livro – árvores – cidade – ruas – nome – passeios

Muita . . . . fica curiosa para saber o . . . . das árvores das ruas do Rio. Às vezes é mais fácil aprender sobre as . . . . da Amazônia do que sobre as que embelezam e refrescam a . . . . do Rio de Janeiro.

Para matar esta curiosidade, especialistas em paisagismo produziram o . . . . "Árvore Cidade-Rio de Janeiro".

O livro tem muitas . . . . e informações sobre as 30 principais espécies encontradas nas . . . . da cidade. O livro . . . . também como achar paus-brasil, ipês, cássias, paus-ferro, oitis e paineiras nos . . . . pela cidade.

- **Desenvolver os temas com o cliente:**

Férias . . . .

Estações do ano . . . .

Passeios . . . .

Rotina . . . .

Cidades . . . .

▪ Esopo

foi – ficou – muitas – espalhou – vivia – fundo – deu – maus – Grécia – comportam – viajou

Esopo . . . . na Grécia Antiga, época em que a arte e a literatura floresciam na região. Era um escravo que . . . . capturado numa guerra e teve dois donos até ser comprado por Jadmo de Samos. Este ficou tão encantado pelas fábulas do escravo que lhe . . . . a liberdade. Livre, ... por vários lugares espalhando as suas histórias.

O sistema político grego beneficiava apenas os ricos, o que deu margem a . . . . trapaças e conspirações. Foi nesse ambiente que Esopo divulgou as suas fábulas de . . . . moral, sendo admirado e aceito por todos os cidadãos da . . . .

Foi morto na ilha de Delfos. Esopo . . . . famoso pelas suas narrativas curtas com fundo moral e que têm como personagens animais que se . . . . como humanos, falam, cometem erros, são sábios ou tolos, ... ou bons.

▪ Cidade do Vaticano

união – cidadania – própria – menor – italiano – sobre

O surgimento da Cidade do Vaticano deve-se a um tratado estabelecido em 1929, entre o Estado italiano e a Igreja. O governo . . . . não tem nenhuma interferência . . . . ela, que é considerada território neutro e inviolável. O Vaticano é o . . . . estado do mundo e é visto como uma monarquia absoluta, com sua . . . . constituição e onde o Papa é soberano. O estado da Cidade do Vaticano não faz parte da . . . . europeia. A cidadania vaticana jamais pode ser adquirida por nascimento. Ela é circunstancial, baseada apenas no critério de residência estável. Portanto, são cidadãos vaticanos, por exemplo, os cardeais ali residentes, além daqueles que adquiriram a . . . . por autorização do Pontífice.

ESTIMULAÇÃO DA LINGUAGEM E DA MEMÓRIA — TREINAMENTO PRÁTICO

▪ Wolfgang Amadeus Mozart

mostrou – possuía – aprendeu – compositores – passou – rigorosa – certo – músico – capacidades – tinha

O pequeno Mozart . . . . uma habilidade musical prodigiosa desde sua infância . . . . teclado aos 4 anos e com 5 iniciou-se no violino e órgão, e já passou à composição.

Assim que o talento de Mozart foi reconhecido, seu pai, ... experiente e violinista afamado, ... a dedicar-se à educação do filho. Parece . . . . que boa parte do profissionalismo de Mozart se deveu à . . . . disciplina imposta pelo seu pai.

Sabe-se que ele compunha muito e rápido e é certo que ele . . . . uma memória e . . . . intelectuais prodigiosas. Em uma carta afirmou que elaborava uma composição mentalmente enquanto escrevia outra.

Hoje Mozart é visto pela crítica especializada como um dos maiores . . . . do ocidente, tendo conseguido conquistar grande prestígio mesmo entre os leigos.

■ Por que algumas aves voam em bando formando um V?

voando – menor – explicações – viu – asas – economia – voar – forma – líder – aviões – menos – controle – militares – ar – voo – campo

Elas parecem ter ensaiado. Mas é claro que isso não acontece. Quem nunca . . . . . ao vivo, já observou em filme ou desenho animado aquele bando de aves . . . . . . em "V".

Há duas . . . . para a escolha dessa formação de voo pelas aves. A primeira consiste na . . . . de energia que ela proporciona. Atrás do corpo da ave e, principalmente, das pontas de suas . . . . , a resistência do ar é . . . . , portanto, é vantajoso para as aves . . . . atrás da ave dianteira ou da ponta de sua asa.

Ou seja: ao voarem desta . . . . , as aves poupariam energia, se esforçariam . . . . , porque estariam se beneficiando do deslocamento de . . . . causado pelas outras aves. Isso explicaria até a constante substituição do . . . . nesse tipo de bando.

Essa é a primeira explicação para o voo em "V". E a segunda? O que diz? Ela sustenta que esse tipo de . . . . proporcionaria aos integrantes do bando um melhor . . . . visual do deslocamento, pois em qualquer posição dentro do "V" uma ave só teria em seu . . . . de visão outra ave, e não várias. Isso facilitaria todos os aspectos do voo. Os aviões . . . . de caça, por exemplo, voam nesse mesmo tipo de formação, justamente para ter um melhor campo de visão e poder avistar outros . . . . do mesmo grupo. Essas duas explicações não são excludentes. É bem possível que seja uma combinação das duas o que torna o voo em "V" favorável para algumas aves.

Jorge Bruno Nacinovic

ESTIMULAÇÃO DA LINGUAGEM E DA MEMÓRIA — TREINAMENTO PRÁTICO

97

- **Vivendo e ....**

"Eu sabia fazer pipa e hoje não . . . . mais. Duvido que se hoje pegasse uma . . . . de gude conseguisse equilibrá-la na dobra do . . . . indicador sobre a unha do polegar, quanto mais jogá-la com a . . . . que tinha quando era . . . .

Juntando-se as duas mãos de um determinado . . . . , com os polegares para dentro, e assoprando pelo buraquinho, tirava-se um silvo bonito que inclusive . . . . de tom conforme o posicionamento das mãos. Hoje não sei mais que jeito é esse. Eu . . . . a fórmula de fazer cola caseira. Algo envolvendo farinha e água e muita . . . . na cozinha, de onde éramos expulsos sob ameaças.

dedo – jeito – confusão – sei – precisão – sabia – bola – garoto – variava

Hoje não sei mais. A gente começava a contar depois de ver um relâmpago e o número a que chegasse quando . . . . a trovoada, multiplicado por outro número, dava a distância . . . . do relâmpago.

Lembro o orgulho com que consegui, pela . . . . vez, cuspir corretamente pelo espaço adequado entre os dentes de cima e a . . . . da língua de modo que o cuspe ganhasse distância e pudesse ser mirado. Com . . . . , conseguia-se controlar a trajetória elíptica da cusparada com uma . . . . margem de erro. Era . . . . instinto.

Hoje o mesmo feito requereria . . . . cálculos de balística, e eu provavelmente só acertaria a frente da minha camisa. Outra habilidade perdida.

prática – primeira – ouvia – puro – ponta – complicados – mínima – exata

Na verdade, deve-se revisar aquela antiga . . . . É vivendo e desaprendendo. Não falo daquelas . . . . que deixamos de fazer porque não temos mais as condições . . . . e a . . . . de antigamente, como . . . . em bonde andando mesmo porque não há mais bondes andando. Falo da sabedoria desperdiçada, das artes que nos abandonaram. Algumas até úteis. Quem nunca desejou ainda ter o cuspe certeiro de garoto para . . . . em algum alvo contemporâneo, bem no olho, depois . . . . correndo? Eu já.

acertar – frase – sair – físicas – subir – coisas – coragem

(Luis Fernando Veríssimo,
Comédias para se ler na escola)

COMPREENSÃO DA LINGUAGEM ESCRITA

- **Siga as instruções:**

- Escreva a 1ª, a 5ª e a 7ª letra do alfabeto, na metade superior esquerda de uma folha de papel.

- Escreva uma palavra de quatro sílabas embaixo destas letras.

- Do lado oposto às letras, escreva seu nome.

- Desenhe duas linhas paralelas horizontais no centro da folha.

- Desenhe uma estrela no centro destas linhas.

- Na linha paralela superior, escreva as quatro estações do ano.

- Faça uma linha pontilhada vertical da estrela até ao fim da folha.

- À esquerda da linha pontilhada, no centro do retângulo formado, escreva o ano do seu nascimento.

- À direita da linha pontilhada, escreva um provérbio.

- Abaixo do ano de seu nascimento, desenhe uma árvore.

- Acima das linhas paralelas horizontais, escreva seu endereço.

ESTIMULAÇÃO DA LINGUAGEM E DA MEMÓRIA — TREINAMENTO PRÁTICO

■ Siga as instruções:

- Faça uma linha vertical no centro da folha, de ponta a ponta.

- No centro da folha, do lado direito, desenhe três círculos de tamanhos diferentes.

- No círculo maior, escreva o número equivalente a duas dúzias e meia.

- Escreva o nome de um rio embaixo do círculo menor.

- Na metade do papel, do lado oposto aos círculos, escreva o nome de quatro cidades europeias.

- No canto superior esquerdo da folha, desenhe um triângulo dentro do outro.

- Escreva os números ímpares até 15 no canto inferior direito da folha.

- No canto superior direito da folha, escreva o nome de uma flor.

- Faça um losango em volta dos nomes das cidades.

- Escreva o nome da cidade onde mora no canto inferior esquerdo da folha.

- Entre o nome das cidades europeias e o nome da cidade em que você mora, desenhe um sol.

- Dentro do círculo médio, escreva o resultado de 3 dúzias menos 7.

- Desenhe uma linha vertical unindo o círculo médio ao número 5, que está escrito embaixo.

Siga as instruções:

- Faça um quadrado grande no centro de uma folha de papel.

- Do lado esquerdo do quadrado (lado de fora) escreva o nome do bairro onde você mora.

- Escreva o mês em que comemoramos a Independência do Brasil na linha superior do quadrado.

- Escreva o nome de um oceano no canto superior esquerdo da folha.

- Trace duas linhas diagonais no quadrado, formando um grande X.

- No triângulo superior formado, escreva o nome do quinto mês do ano.

- No triângulo inferior, escreva o nome da capital da Grécia.

- No triângulo da direita, desenhe um ponto de interrogação.

- No triângulo da esquerda, desenhe um ponto de exclamação.

- Escreva o sinônimo de "belo" em cima do nome de seu bairro.

- No canto superior direito da folha desenhe uma casa.

- No canto inferior esquerdo da folha, escreva o resultado de 3 dezenas, menos 9.

- No canto inferior direito da folha, escreva o nome de um instrumento musical.

Siga as instruções:

- Desenhe um grande retângulo no centro de uma folha de papel.

- Desenhe uma cruz dentro do retângulo, dividindo-o em quatro partes.

- Desenhe uma flor dentro do lado superior esquerdo do retângulo.

- Escreva o resultado de 4 dezenas menos 7, do lado superior direito do retângulo.

- Escreva o nome de duas ferramentas dentro do lado inferior direito do retângulo.

- Faça uma linha sinuosa do alto da folha até o retângulo.

- Do lado esquerdo desta linha sinuosa desenhe um triangulo com um círculo dentro.

- Do lado direito, escreva o resultado de 37×7.

- Desenhe duas linhas paralelas partindo do retângulo até o fim da folha.

- Do lado direito destas linhas, escreva o nome de três bairros de sua cidade.

- Do lado esquerdo desenhe uma nuvem.

CONHECIMENTOS GERAIS

- **Qual a matéria prima dos seguintes derivados?**

Manteiga . . . .

Sal . . . .

Gasolina . . . .

Papel . . . .

Requeijão . . . .

Borracha . . . .

Álcool . . . .

Queijo . . . .

Couro . . . .

Vinho . . . .

Vidro . . . .

Chocolate . . . .

Panela . . . .

Chá . . . .

Ovo . . . .

Grafite . . . .

▪ O que toca cada músico?

Pianista . . . .

Violinista . . . .

Flautista . . . .

Violonista . . . .

Guitarrista . . . .

Trompetista . . . .

Saxofonista . . . .

Percussão . . . .

Baixista . . . .

Clarinetista . . . .

Harpista . . . .

Violoncelista . . . .

Oboísta . . . .

Fagotistas . . . .

Baterista . . . .

Sanfoneiro . . . .

▪ Responda as questões abaixo:

Qual o nome do atual presidente do Brasil?
. . . .

Qual o nome da maior indústria petroleira brasileira?
. . . .

Quais os nomes de grandes instituições de ensino no Brasil?
. . . .

Qual o nome da instituição financeira brasileira estatal com participação da União?
. . . .

Qual o nome do serviço de eletricidade do estado do Rio de Janeiro?
. . . .

Qual a maior concessionária de telecomunicações brasileira?
. . . .

▪ Coloque as siglas no mapa e escreva o nome dos estados abaixo

AC	_____		PI	_____
AL	_____		PB	_____
AM	_____		PA	_____
AP	_____		PR	_____
BA	_____		RJ	_____
CE	_____		RN	_____
DF	_____		RO	_____
ES	_____		RR	_____
GO	_____		RS	_____
MA	_____		SC	_____
MG	_____		SE	_____
MS	_____		SP	_____
MT	_____		TO	_____
PE	_____			

- Coloque as siglas nos respectivos lugares.

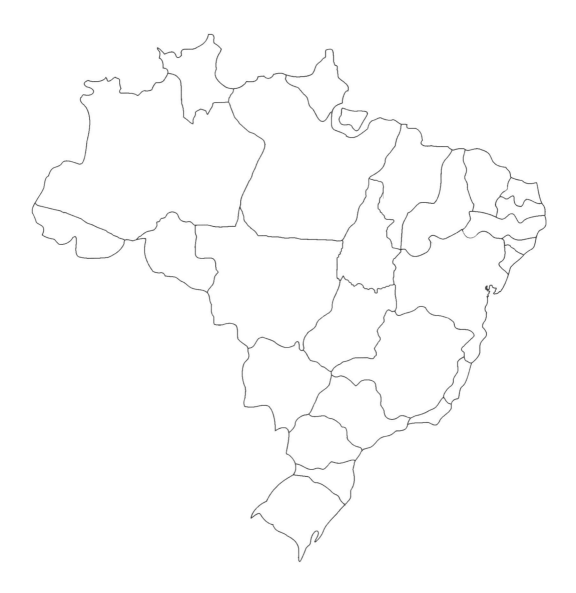

■ Numere a segunda coluna de acordo com a primeira:

1. Mar Morto   ( ) Jô Soares

2. O Alquimista   ( ) Guimarães Rosa

3. O Guarani   ( ) Clarice Lispector

4. A Escrava Isaura   ( ) Machado de Assis

5. Iracema   ( ) Graciliano Ramos

6. O Xangô de Baker Street   ( ) Jorge Amado

7. O Quinze   ( ) José de Alencar

8. O Cortiço   ( ) Nelson Rodrigues

9. A Rosa do Povo   ( ) Mário de Andrade

10. Laços de Família   ( ) Paulo Coelho

11. Sagarana   ( ) José de Alencar

12. A Moreninha   ( ) Bernardo Guimarães

13. Dom Casmurro   ( ) Rachel de Queiroz

14. Vestido de Noiva   ( ) Aluísio Azevedo

15. Macunaíma   ( ) Carlos Drummond de Andrade

16. Vidas Secas   ( ) Joaquim Manuel de Macedo

ESTIMULAÇÃO DA LINGUAGEM E DA MEMÓRIA — TREINAMENTO PRÁTICO

▪ Quem foram ou são estas pessoas?

Chico Buarque de Holanda . . . .

Carlos Drummond de Andrade . . . .

Oscarito e Grande Otelo . . . .

Ronaldinho Gaúcho . . . .

Bibi Ferreira . . . .

Edson Arantes do Nascimento . . . .

José Carreras . . . .

Picasso . . . .

Tarsila do Amaral . . . .

Margot Fonteyn . . . .

Baryshnikov . . . .

Elis Regina . . . .

Alain Delon . . . .

Edith Piaf . . . .

Winston Churchill . . . .

Dwight Eisenhower . . . .

Xavier da Silveira . . . .

Dr. Zerbini . . . .

Vasco da Gama . . . .

Gauguin . . . .

Maria Antonieta . . . .

Platão . . . .

George Washington . . . .

Alberto Santos Dumont . . . .

Rafael Nadal . . . .

Gioachino Antonio Rossini . . . .

Barão do Rio Branco. . . . .

Louis Pasteur . . . .

Sir Laurence Olivier . . . .

Maria Ester Bueno . . . .

Gian Lorenzo Bernini . . . .

Berthe Morisot . . . .

Camille Claudel . . . .

Charles Darwin . . . .

Albert Einstein . . . .

Marie Curie . . . .

Zinedine Zidane . . . .

Fernando Pessoa . . . .

Getúlio Vargas . . . .

Nelson Mandela . . . .

Martin Luther King Jr. . . . .

ESTIMULAÇÃO DA LINGUAGEM E DA MEMÓRIA — TREINAMENTO PRÁTICO **109**

CONSTRUÇÃO DE FRASES

- **Forme frases simples usando as duas palavras:**

1. Copo – água . . . .

2. Praia – banho de mar . . . .

3. Café – pão . . . .

4. Sofá – televisão . . . .

5. Empadão – salada . . . .

6. Cinema – amiga . . . .

7. Notícias – jornal . . . .

8. Cidade – ônibus . . . .

9. Banco – dinheiro . . . .

10. Porto Alegre – avião . . . .

11. Sanduíche – queijo . . . .

12. Anel – pulseiras . . . .

13. Fotografia – álbum . . . .

14. Celular – Marieta . . . .

15. Carro – oficina . . . .

16. Flores – vaso . . . .

17. Gravata – loja . . . .

18. Barco – baía . . . .

19. Tênis – corrida . . . .

▪ Usar as palavras para formar uma frase:

1. Questionário, emprego, comparar. . . . .
. . . .

2. Câmbio, viajar, índice. . . . .
. . . .

3. Resultado, desprezar, ofensas. . . . .
. . . .

4. Individualidade, respeitar, opinião. . . . .
. . . .

5. Reavaliar, valores, supermercado. . . . .
. . . .

6. Dominar, conhecimentos, economia. . . . .
. . . .

7. Pesquisar, preços, dia das mães. . . . .
. . . .

8. Repercutir, notícia, país. . . . .
. . . .

9. Jamais, violência, agora. . . . .
. . . .

10. Leis, fazer, acatar. . . . .
. . . .

ESTIMULAÇÃO DA LINGUAGEM E DA MEMÓRIA — TREINAMENTO PRÁTICO

- **Construção de sentenças**

Usando o verbo "preferir", crie sentenças usando uma palavra de cada uma das colunas dadas:

Exemplo: Prefiro escolher minhas roupas sem ajuda.

- **EU PREFIRO**

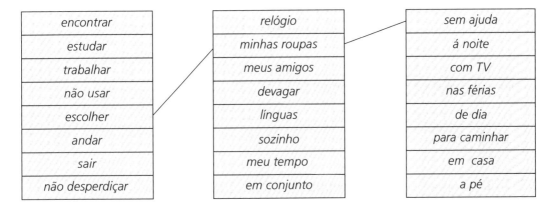

Usando o verbo "precisar" crie sentenças usando uma palavra de cada uma das colunas dadas:

- **EU PRECISO**

telefonar	uma nova cozinheira	amanhã
convidar	ao médico	para Miguel
arrumar	para Ana	com meus amigos
comprar	o dinheiro	para a festa
procurar	André	do Gil
transferir	um presente	sobre meus remédios
combinar	o CD	com urgência
perguntar	a festa	para a poupança

■ Forme frases com os grupos de palavras dadas:

Música e rádio . . . .

Jantar, amigos, sair . . . .

Cabelo, cortar, *shopping*, cabeleireira . . . .

Televisão, programas, canal da cultura . . . .

Carro, levar, conserto, oficina . . . .

Procurar, corretor, alugar, apartamento . . . .

Reunião, discutir, propostas, problema . . . .

ESTIMULAÇÃO DA LINGUAGEM E DA MEMÓRIA — TREINAMENTO PRÁTICO **113**

- **A partir do relacionamento entre as palavras abaixo escolha a palavra que tenha a mesma relação com a palavra dada.**

GALINHA / MILHO
passarinho/ . . . .

LARANJA / FRUTA
alface/ . . . .

ANEL / DEDO
pulseira/ . . . .

QUADRO / ENFEITAR
panela/ . . . .

TARTARUGA / CASCO
carta/ . . . .

MÃOS / AGARRAR
pés/ . . . .

PÁSSARO / GAIOLA
leão/ . . . .

LETRA / PALAVRA
página/ . . . .

CAIXA / ABRIR
laranja/ . . . .

SOBRANCELHA / OLHO
bigode/ . . . .

COELHO / TOCA
pássaro/ . . . .

ARMÁRIO / GUARDAR
sofá/ . . . .

VINHO / UVA
cerveja/ . . . .

TERMÔMETRO / TEMPERATURA
relógio/ . . . .

PEIXE / NADADEIRAS
pássaro/ . . . .

ESCREVER / CANETA
comer/ . . . .

COTOVELO / JOELHO
pulso/ . . . .

AÇÚCAR / DOCE
vinagre/ . . . .

PENA / FLUTUAR
pedra/ . . . .

ERRO / CORRIGIR
dano/ . . . .

LÁGRIMAS / OLHOS
suor/ . . . .

ROMANCE / AUTOR
canção/ . . . .

ESGRIMA / LUTA
balé/ . . . .

CARRO / ESTRADA
trem/ . . . .

PANTERA / CARNÍVORA
girafa/ . . . .

POEMAS / ANTOLOGIA
mapas/ . . . .

CONSTELAÇÃO / ESTRELAS
arquipélago/ . . . .

ENIGMA / RESOLVER
jogo/ . . . .

DESERTO / OÁSIS
mar/ . . . .

ESTIMULAÇÃO DA LINGUAGEM E DA MEMÓRIA — TREINAMENTO PRÁTICO

- **A partir do relacionamento entre as palavras abaixo, escolha a palavra que tenha a mesma relação com a palavra dada.**

AMOR – CUIDAR

LEITURA

Audição – Aprender – Avançar – Corresponder

PALAVRA – FRASE

PÉ

Espaço – Camisa – Sapato – Passo

FOME – COMER

CANSAÇO

Parar – Dormir – Descer – Andar

CAÇADOR – RIFLE

FOTÓGRAFO

Fotografia – Câmera – Tripé – Luz

BOTÃO – PRESSIONAR

CHAVE

Trancar – Mexer – Apertar – Empurrar

SABÃO – LIMPEZA

AGASALHO

Proteção – Tampar – Sensação – Composição

DECIFRANDO CÓDIGOS

- Descubra as palavras conforme o código:

A = 1   E = 2   O = 3   B = 4
L = 5   R = 6   T = 7

- 4371 ....

- 5171 ....

- 6371 ....

- 4351 ....

- 5343 ....

- 6173 ....

- 41641 ....

- 46371 ....

- 625171 ....

- 73661 ....

- 635271 ....

- 52462 ....

- 436435271 ....

ESTIMULAÇÃO DA LINGUAGEM E DA MEMÓRIA — TREINAMENTO PRÁTICO **117**

- **Descubra as palavras conforme o código e os números dados:**

A = 1   E = 2   O = 3   D = 4   L = 5

M = 6   R = 7   T = 8

- 4251 . . . .

- 7381 . . . .

- 6341 . . . .

- 7341 . . . .

- 7281 . . . .

- 8251 . . . .

- 42581 . . . .

- 52871 . . . .

- 63742 . . . .

- 81742 . . . .

- 425281 . . . .

- 625143 . . . .

- 6178253 . . . .

- 637814251 . . . .

- 617625141 . . . .

DEFINIÇÕES

- **Após ler ou escutar a leitura feita pela terapeuta, descubra o objeto a partir de sua descrição.**

1. Folha ou grupos de folhas que indicam os dias, os meses, os dias da semana, os feriados.

2. Empresa que publica livros e revistas.

3. Pessoa que trabalha procurando informações e provas sobre um crime.

4. Medida de comprimento usada para medir distâncias.

5. Ave que vive nos mares frios do hemisfério sul. Tem pernas curvas e asas próprias para nadar. Não voam.

6. Aquilo que o pescador coloca no anzol, como uma minhoca, e que serve para atrair o peixe.

7. Roupa geralmente branca, que médicos, enfermeiros, dentistas usam sobre a roupa para conservá-la limpa ou para não contaminar o ambiente.

8. Profissional que fala, desenha ou escreve coisas divertidas, engraçadas.

9. O cheiro que sai da boca das pessoas.

10. Grande quantidade de água nas estradas e ruas, depois de muita chuva.

11. Dificuldade no trânsito de veículos, que ficam parados ou andam muito devagar.

12. Pedaço de papel dobrado, com um dos lados aberto, em que se põe carta para ser enviada pelo Correio.

13. Grupo de duas ou mais pessoas que, juntas, fazem algum trabalho.

14. Objeto que reflete a figura de pessoas e de objetos que estão a sua frente.

15. Objeto de palha, de pano etc., usado para cobrir a cabeça.

ESTIMULAÇÃO DA LINGUAGEM E DA MEMÓRIA — TREINAMENTO PRÁTICO **119**

16. Tecido ou outro material que se coloca pendurado na janela como enfeite ou proteção.

17. Peça geralmente presa ao lado de uma escada, na qual a gente apoia a mão para não cair.

18. Marca que um machucado ou corte deixa na pele depois de sarar.

19. Atividade em que pessoas ou equipes tentam conquistar o primeiro lugar numa disputa.

20. Lugar onde se guardam mercadorias em uma loja, supermercado etc.

21. Peça de metal, geralmente com algo escrito ou com uma imagem, que alguém pode ganhar numa competição esportiva.

22. Estrutura do corpo que se contrai e se relaxa para realizar movimentos.

23. Aquilo que atrapalha, que cria dificuldades e impede que se faça alguma coisa.

24. Conjunto de objetos do mesmo tipo.

25. Movimento que acontece no interior da terra e chega até a superfície fazendo os prédios e casas balançarem ou até caírem.

26. Aquilo que o mágico faz e que a gente não sabe bem como ele faz.

27. Passagem ou caminho que está debaixo ou dentro da terra.

28. Sentimento de carinho, compreensão e confiança entre duas pessoas que se gostam.

29. Qualquer aparelho ou aparato para pegar animais.

30. Placas de cerâmica usadas para revestir paredes, principalmente de banheiros e cozinhas.

31. Aquilo que uma pessoa diz para outra com a intenção de ajudá-la a ficar bem e a não correr risco ou perigo.

32. Sentimento em que a gente espera que alguma coisa se torne realidade.

33. Insetos que atacam as plantações e fazem com que elas adoeçam ou morram, causando muito prejuízo.

34. Rocha de várias cores que é usada em pisos e paredes, para fazer estátuas, esculturas etc.

35. O conjunto de todos os seres humanos.

36. Forma de governo na qual o povo vota para eleger quem vai governar o país por tempo determinado.

37. Nome que se dá ao fato de existirem espécies diferentes de animais, vegetais e microrganismos numa região ou num ecossistema.

38. Conjunto de construções feitas num rio e que tem por objetivo aproveitar a força da água para gerar energia elétrica.

39. Unidade de comprimento equivalente a 1.000 metros.

40. Atração que a Terra exerce sobre os corpos.

41. Aparelho que purifica a água, livrando-a de partículas e outras impurezas.

42. Conjunto de dados estatísticos dos habitantes de uma nação.

43. Cada uma das disposições de um contrato.

44. Norma ou conjunto de normas elaboradas e votadas pelo Poder Legislativo.

DESCRIÇÃO

- **Descreva sua casa:**

MINHA CASA É . . . .

MINHA CASA É . . . .

MINHA CASA TEM . . . .

MINHA CASA TEM . . . .

MINHA CASA TEM . . . .

CADA QUARTO TEM . . . .

MINHA CASA TEM . . . .

MINHA CASA TEM . . . .

MINHA CASA TEM . . . .

MINHA CASA TEM . . . .

MINHA CASA TEM . . . .

MINHA CASA TEM UMA . . . .

MINHA CASA TEM VÁRIOS . . . .

MINHA CASA FICA NA (NO) . . . .

▪ Descrição de atividades:

1. Como se frita um ovo?....................................

2. Como se troca um pneu?..................................

3. Como se tira um anel apertado do dedo?....................

4. Como se faz um bolo?....................................

5. Como se faz café?......................................

6. Como eu desaperto um parafuso?.........................

7. Como eu limpo objetos de prata?.........................

8. Como se prega um botão?................................

9. Que devo fazer quando os pneus estão baixos?.............

10. Como você faz a barba?.................................

11. Quais os passos para se dirigir um carro?..................

12. Como organizar uma viagem?............................

13. Alguma estratégia para fazer malas?......................

14. O que você colocaria numa *nécessaire* para viajar?.........

15. Como se prepara macarrão?..............................

DISCRIMINAÇÃO AUDITIVA

- TP fala uma palavra e paciente mostra qual ela falou:

ANÃO	MAMÃO	SALMÃO	CAMARÃO
FALA	VALA	CALA	SALA
MAPA	TAPA	RAPA	LAPA
COCA	TOCA	MOCA	ROCA
GEMA	LEMA	TEMA	REMA
LATA	CATA	MATA	PATA
JOTA	ROTA	LOTA	COTA
CHINA	GINA	MINA	TINA
BOLA	SOLA	COLA	GOLA
MELO	GELO	VELO	BELO

- O que você escutou foi igual ou diferente?

VERME	VERDE
PRATO	PRATO
MALA	BALA
PÃO	MÃO
BOLA	BOLA
BATO	PATO
TEIA	TELHA
SACO	SACO
GOLA	GOLA
SALA	SOLA

- **TP fala uma palavra e paciente aponta:**

VIDRO	VINHO	VISÃO	VINTE
BANCA	BANCO	BANDA	BENTA
MISTO	MASTRO	MESTRE	MOSTRA
CUSTA	CUSTO	CASTA	CESTA
SONO	SONHO	SINO	SENA
PANO	APANHO	PINO	PONHO
METRO	MANTA	MENTA	MONTA
FANTA	FESTA	FITA	FONTE
VALE	VALA	VILA	VOTO
MINA	MONA	MANA	MENA
RASA	REZA	ROSA	RUSSA

EVOCAÇÃO

- **Onde colocamos**

- As joias . . . .

- Os livros . . . .

- Os quadros . . . .

- Os alimentos perecíveis . . . .

- As roupas . . . .

- Os alimentos . . . .

- As panelas . . . .

- As meias, calcinhas, sutiãs . . . .

- As malas . . . .

- O sabonete . . . .

- A esponja de banho . . . .

- Os guardanapos . . . .

- O papel higiênico . . . .

- Os talheres . . . .

- As toalhas . . . .

- Os copos . . . .

- O tapete . . . .

▪ O que você compra

NA PADARIA . . . .

NA PEIXARIA . . . .

NO AÇOUGUE . . . .

NA FEIRA . . . .

NA DOCERIA . . . .

NA SORVETERIA . . . .

NA KOPENHAGEN . . . .

NA LIDADOR . . . .

NAS LOJAS AMERICANAS . . . .

NA FARMÁCIA . . . .

NA AUTORIZADA . . . .

NA LIVRARIA . . . .

NA CAMISARIA . . . .

NA SAPATARIA . . . .

NA CHAPELARIA . . . .

NO ARMARINHO . . . .

NA PERFUMARIA . . . .

Onde você usa

CHAPÉU . . . .

ÓCULOS . . . .

BRINCO . . . .

BATOM . . . .

LENÇO . . . .

COLAR . . . .

SUTIÃ . . . .

BLUSA . . . .

CINTO . . . .

MEIA . . . .

SAPATO . . . .

PULSEIRA . . . .

ANEL . . . .

RELÓGIO . . . .

GRAVATA . . . .

CREME HIDRATANTE . . . .

COLÍRIO . . . .

▪ Aonde você vai quando

quer rezar? . . . .

quer comprar uma roupa? . . . .

precisa de um remédio? . . . .

quer comprar um caderno? . . . .

precisa fazer um exame de sangue? . . . .

precisa fazer uma cirurgia? . . . .

quer comprar doces ou torta? . . . .

precisa mandar colocar sola num sapato? . . . .

quer comer uma boa pizza? . . . .

quer comprar uma joia de presente? . . . .

quer comprar um bom livro? . . . .

precisa mandar uma correspondência para outra cidade? . . . .

precisa consertar seu carro? . . . .

deseja fazer um investimento? . . . .

quer alugar um apartamento? . . . .

quer se exercitar fisicamente? . . . .

■ Complete:

Se acabar a gasolina do carro eu vou abastecer no . . . .

Se acabou o leite em casa eu preciso ir comprar no (a) . . . .

Se minha calça sujou eu tenho que levar para limpar na . . . .

Se meu cachorro ficou doente tenho de levá-lo no . . . .

Se estiver com sede eu vou tomar uma água no . . . .

■ Responda:

QUEM DÁ O LEITE? . . . .

QUEM É QUE TROTA? . . . .

QUEM É QUE MIA? . . . .

QUEM É QUE LATE? . . . .

QUEM É QUE PÕE OVOS? . . . .

QUEM NOS DÁ O PRESUNTO? . . . .

QUEM FICA ACORDADA DE NOITE? . . . .

QUEM FICA NA JAULA? . . . .

QUEM É QUE MORA NO NINHO? . . . .

QUEM GOSTA DE CENOURA? . . . .

QUEM É QUE TEM TROMBA? . . . .

QUEM NOS ACORDA DE MANHÃ? . . . .

▪ Para que você usa

CARTEIRA . . . .

CHAPÉU . . . .

CAIXA . . . .

GAVETA . . . .

LIXA . . . .

ALICATE . . . .

BIBLIOTECA . . . .

VERNIZ . . . .

AGENDA . . . .

PAPEL . . . .

BARBANTE . . . .

RELÓGIO . . . .

ANEL . . . .

TELEFONE . . . .

PIANO . . . .

COLHER . . . .

BARALHO . . . .

BOLA . . . .

ESTIMULAÇÃO DA LINGUAGEM E DA MEMÓRIA — TREINAMENTO PRÁTICO 131

- **Responda:**

QUAL A REFEIÇÃO DA MANHÃ? . . . .

QUAL A REFEIÇÃO DO MEIO-DIA? . . . .

QUAL A REFEIÇÃO DA NOITE? . . . .

QUANDO VOCÊ COME PÃO? . . . .

QUANDO VOCÊ DORME? . . . .

QUANDO VOCÊ VÊ TELEVISÃO? . . . .

QUANDO VOCÊ TEM FISIOTERAPIA? . . . .

QUANDO VOCÊ SAI PARA PASSEAR? . . . .

QUANDO A GENTE TRABALHA? . . . .

QUANDO AS PESSOAS VÃO AO TEATRO? . . . .

QUANDO VOCÊ TOMA BANHO? . . . .

QUANDO VOCÊ VAI FAZER COMPRAS? . . . .

QUANDO VOCÊ FAZ QUEBRA-CABEÇA? . . . .

QUANDO VOCÊ VAI AO CABELEIREIRO? . . . .

QUANDO VOCÊ VAI AO BANCO? . . . .

QUANDO VOCÊ VIAJA? . . . .

■ Diga rapidamente a palavra para:

Uma marca de relógio . . . .

Um esporte sem bola . . . .

Um pintor brasileiro . . . .

Nome de um cristal . . . .

Sapato que as bailarinas clássicas usam . . . .

Bolsa usada nas costas . . . .

Maquiagem usada para realçar os olhos . . . .

Instrumento mecânico que serve para medir intervalos de tempo . . . .

Pessoa que vive ora num país, ora noutro, e se julga cidadão do mundo . . . .

Artista especializado em criar os movimentos num espetáculo de dança . . . .

Parte posterior e anterior de um barco . . . .

Pedra onde vem talhada uma figura em relevo, que as mulheres usavam no pescoço . . . .

Habitação das divindades gregas . . . .

Sistema de tratamento de doenças por meio de doses infinitamente pequenas . .

Atriz estrangeira . . . .

Filme inglês . . . .

Um perfume masculino . . . .

Local do teatro onde os atores se vestem . . . .

Compartimento especial dos teatros geralmente situados em lugares mais altos . .

EXPRESSÃO VERBAL

- **Completar os versos da música abaixo:**

Garota de Ipanema – Tom Jobim

Olha que coisa . . . .

Mais cheia . . . .

É ela . . . .

Que vem e . . . .

Num doce . . . .

A caminho . . . .

Moça do . . . .

Do sol . . . .

O seu balançado é mais que um . . . .

É a coisa mais linda . . . .

Ah, por que estou . . . .

Ah, por que tudo . . . .

Ah, a beleza . . . .

A beleza que não é . . . .

Que também passa . . . .

Ah, se ela . . . .

Que quando . . . .

O mundo inteirinho . . . .

E fica . . . .

Por causa . . . .

- ## Quais as vantagens e desvantagens de:

- ### VIVER NO ESTRANGEIRO
Vantagens ....
Desvantagens ....

- ### DE NÃO TER FILHOS
Vantagens ....
Desvantagens ....

- ### DE SER IDOSO
Vantagens ....
Desvantagens ....

- ### DE SER PROFISSIONAL LIBERAL
Vantagens ....
Desvantagens ....

- ### DE FAZER ESPORTES
Vantagens ....
Desvantagens ....

- ### DE VIVER NO INTERIOR
Vantagens ....
Desvantagens ....

- ### DE TER RELIGIÃO
Vantagens ....
Desvantagens ....

- ### DE SER PATRÃO
Vantagens ....
Desvantagens ....

- ### DE TER ANIMAIS
Vantagens ....
Desvantagens ....

- ### DE SER SOLTEIRO
Vantagens ....
Desvantagens ....

■ DE SER FUNCIONÁRIO PÚBLICO

Vantagens . . . .

Desvantagens . . . .

■ DE MORAR NUMA CASA

Vantagens . . . .

Desvantagens . . . .

■ DE COMPRAR A CRÉDITO

Vantagens . . . .

Desvantagens . . . .

■ DE SER ASSALARIADO

Vantagens . . . .

Desvantagens . . . .

■ DE SER JOVEM

Vantagens . . . .

Desvantagens . . . .

■ DE SER RICO

Vantagens . . . .

Desvantagens . . . .

■ DE VIVER SOZINHO(A)

Vantagens . . . .

Desvantagens . . . .

■ DE TRABALHAR EM EQUIPE

Vantagens . . . .

Desvantagens . . . .

- **Descreva o que você vê nas imagens:**

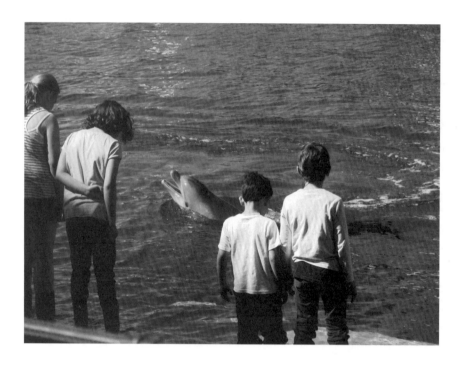

....

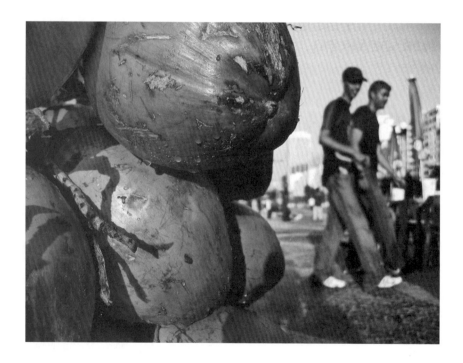

....

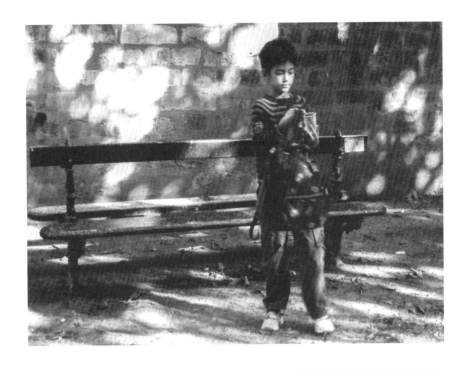

....

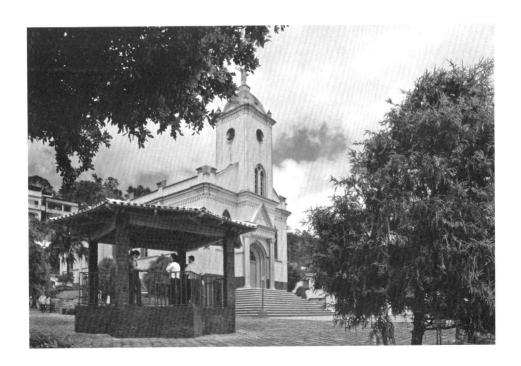

....

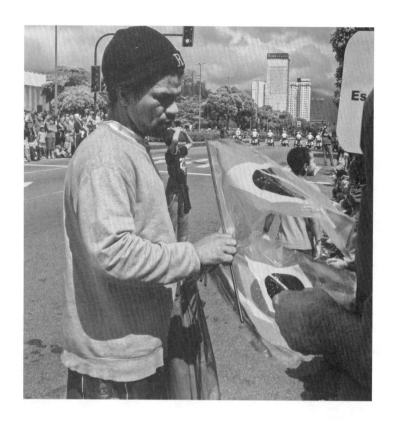

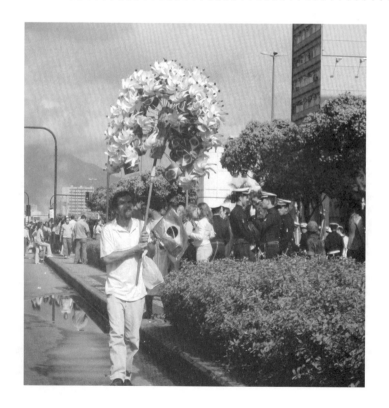

ESTIMULAÇÃO DA LINGUAGEM E DA MEMÓRIA — TREINAMENTO PRÁTICO

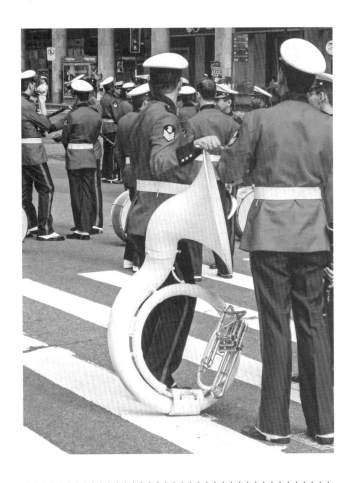

....

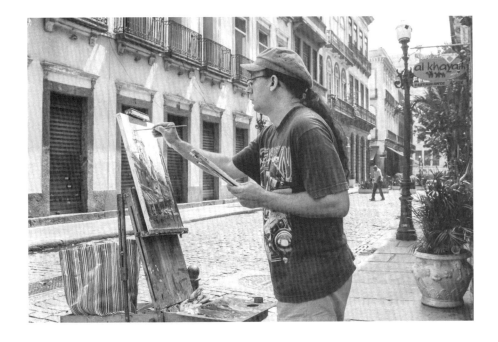

....

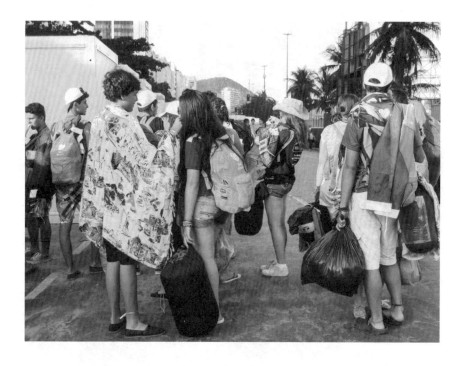

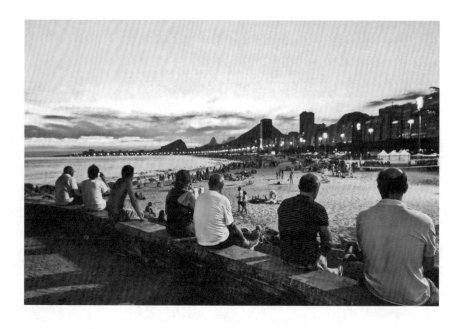

ESTIMULAÇÃO DA LINGUAGEM E DA MEMÓRIA — TREINAMENTO PRÁTICO

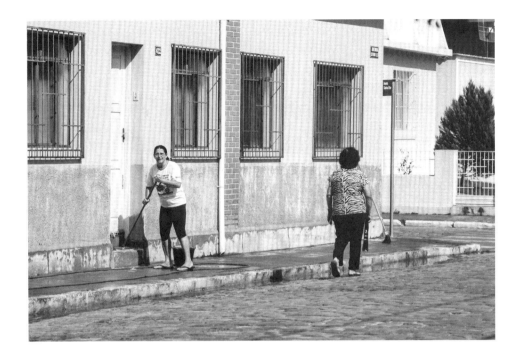

....

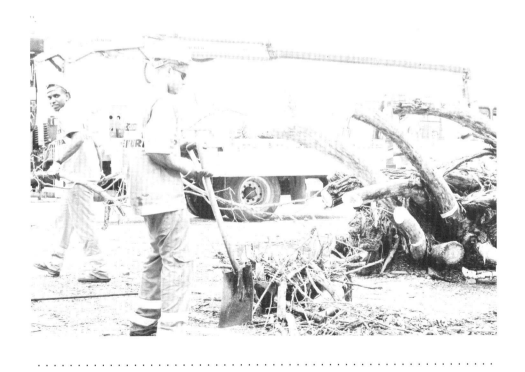

....

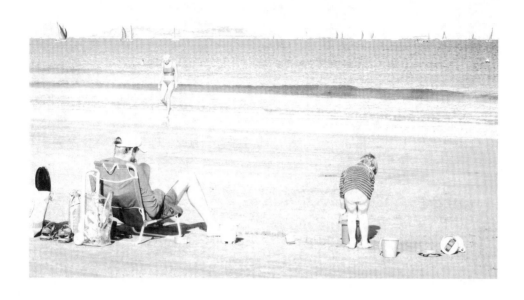

....

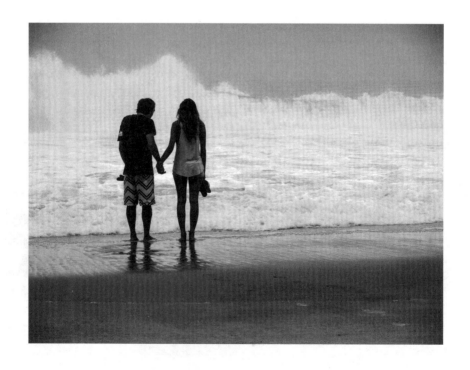

....

ESTIMULAÇÃO DA LINGUAGEM E DA MEMÓRIA — TREINAMENTO PRÁTICO 143

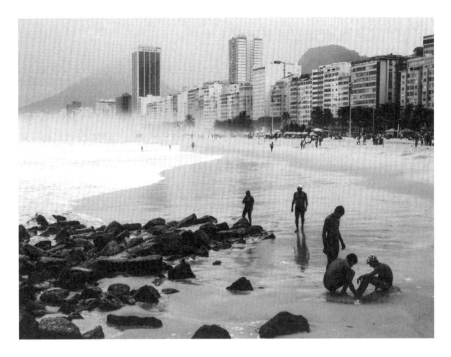

. . . .

EXPRESSÕES IDIOMÁTICAS

1. Dar o braço a torcer   ( ) contar um segredo

2. Comprar gato por lebre   ( ) fingir que não viu

3. Bater as botas   ( ) voltar atrás numa decisão

4. Arrancar os cabelos   ( ) estar desconfiado

5. Abrir o jogo   ( ) estar com poder

6. Estar com a pulga atrás da orelha   ( ) desesperar-se

7. Estar com a faca e o queijo na mão   ( ) ajudar

8. Dar com a língua nos dentes   ( ) denunciar

9. Dar uma mãozinha   ( ) ser enganado

10. Fazer vista grossa   ( ) falecer

- **DOURAR A PÍLULA**

Antigamente, as farmácias embrulhavam as pílulas amargas em papel dourado para melhorar o aspecto do remédio. "Dourar a pílula" significa:

( ) pintar de dourado as pílulas

( ) embrulhar as pílulas em papel dourado

( ) transformar algo ruim em algo bom

( ) fazer algo ruim

- **NAS COXAS**

As primeiras telhas do Brasil eram feitas de argila moldada nas coxas dos escravos. Como os escravos variavam de tamanho e porte físico as telhas ficavam desiguais. "Fazer nas coxas" significa

( ) fazer algo nas coxas dos escravos

( ) fazer coisas desiguais

( ) fazer as coisas de qualquer jeito

( ) fazer as coisas perfeitas

FORMAÇÃO DE PALAVRAS

- Procurar palavras dentro do quadro abaixo, seguindo o exemplo assinalado, e escrevê-las nas linhas abaixo.

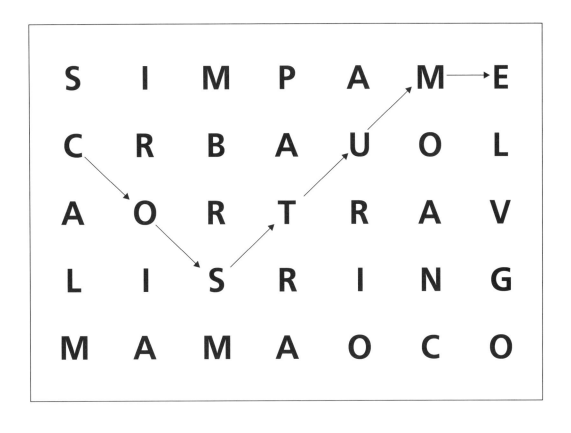

....
....
....
....
....
....
....
....

S	P	E	R	P	L	G
M	A	Q	U	A	O	R
N	O	S	I	L	D	O
D	V	L	T	H	E	T
O	A	R	O	L	A	R
Z	C	E	A	T	E	B

. . . .

. . . .

. . . .

. . . .

. . . .

. . . .

. . . .

. . . .

ESTIMULAÇÃO DA LINGUAGEM E DA MEMÓRIA — TREINAMENTO PRÁTICO **147**

- **Escreva palavras iniciadas com as letras abaixo:**

O	I	A	E	U
F	B	R	G	M
P	S	V	N	L
J	Q	T	C	D
X	CH	H	Z	

Leia as palavras no sentido horizontal:

FITA	FOME	FACA	FURO
VACA	VELA	VOTO	VULCÃO
PATA	POTE	POLAR	PILHA
BARRA	BEBE	BOMBA	BICHO
TARDE	TIME	TOCA	TELHA
DALIA	DEDO	DIA	DONA
SALA	SETE	SINO	SURDO
ZERO	ZEBRA	ZULU	ZONZO
CARA	QUEIJO	COLO	CUBO
QUILO	COMO	CAVA	QUIABO
MOTO	MALA	MILHO	MEXE
NAVE	NOVE	NILO	NUCA
RATO	RELVA	RENO	RUMO
XALE	CHEIO	CHUVA	XÍCARA
CHUTE	CHAVE	XERETA	CHEQUE
JATO	GEME	JILÓ	JUSTA
GIRO	JEITO	JANELA	JUIZ
GARRA	GOSTO	GULA	GOTA
GAMELA	GUARÁ	GONGO	GRUA
ALHO	ANJO	ASTRO	ARTE
HOMEM	HOJE	HORA	HARPA
OMO	OUVIDO	OLHO	OSTRA
INDIO	ÉTER	ILHOTA	IRMÃ
ÉGUA	ÍNGUA	EMA	ESQUILO
ÚTERO	ÚLTIMO	UNHA	UREIA
LUTAR	LISTA	LUVA	LESMA
LARVA	LONTRA	LUZ	LEI

Diga mais uma palavra iniciada com estes sons.

ESTIMULAÇÃO DA LINGUAGEM E DA MEMÓRIA — TREINAMENTO PRÁTICO **149**

- **Forme tantas palavras quanto possível a partir da palavra dada:**

Exemplo: retalho: alho, reta, talher, telha, relha etc.

Avaliação: . . . .
. . . .

Aerodinâmica: . . . .
. . . .

Felicidade: . . . .
. . . .

Amarelado: . . . .
. . . .

Capacitação: . . . .
. . . .

Rivalidade: . . . .
. . . .

Temporalidade: . . . .
. . . .

Ultrapassagem: . . . .
. . . .

Candidatura: . . . .
. . . .

Atualidade: . . . .
. . . .

Manifestação: . . . .
. . . .

Intermediação: . . . .
. . . .

Desaparecida: . . . .
. . . .

Automaticamente: . . . .
. . . .

Contemporânea: . . . .
. . . .

LABIRINTOS

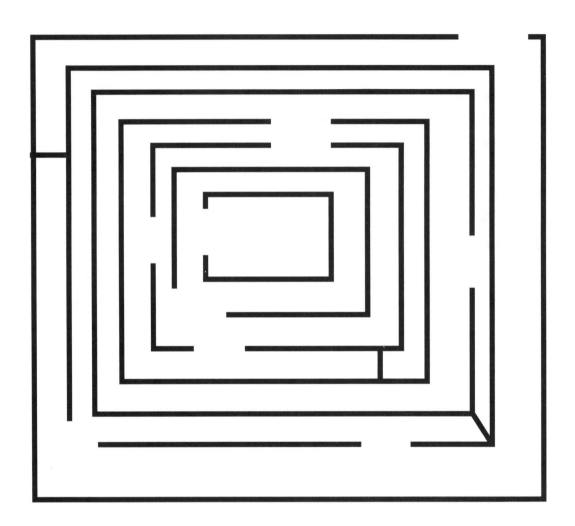

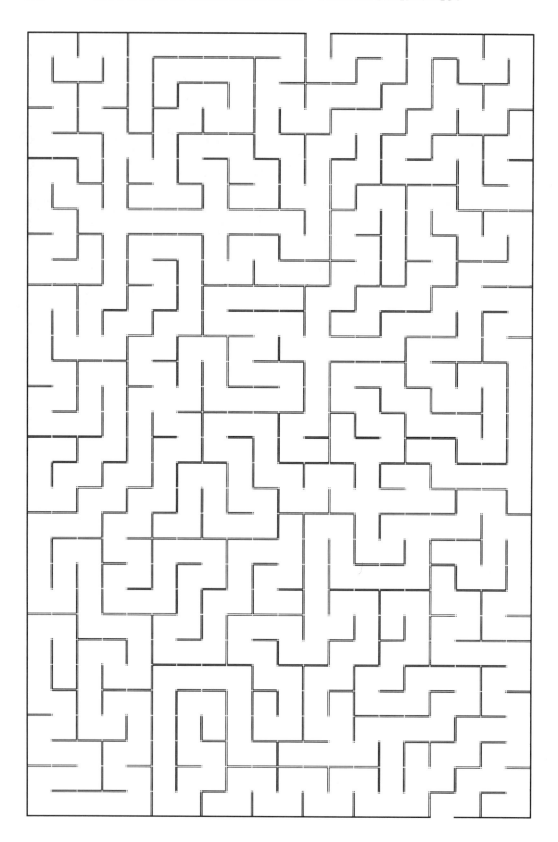

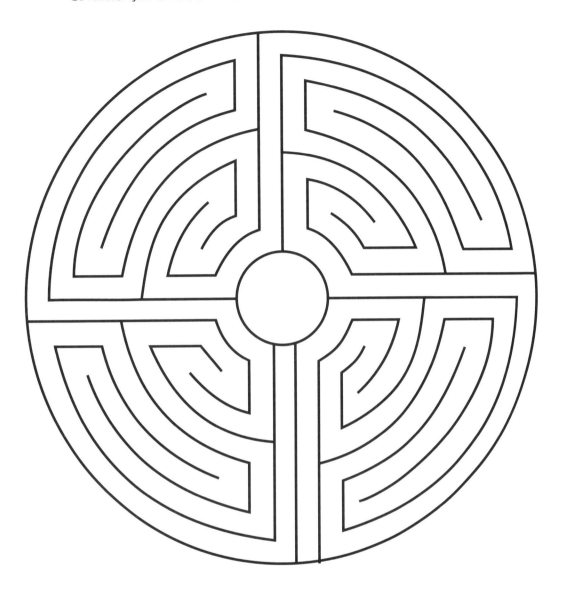

LEITURA

A polissemia representa um recurso linguístico recorrente em várias línguas e demonstra a elasticidade que uma palavra ou expressão pode conter em sua semântica.

Neste texto temos uma história que brinca com os sentidos da palavra *"meia"*, cujo autor é desconhecido:

Na recepção de um salão de convenções, em Fortaleza...

– Por favor, gostaria de fazer minha inscrição para o Congresso.

– Pelo seu sotaque vejo que o senhor não é brasileiro. O senhor é de onde?

– Sou de Maputo, Moçambique.

– Da África, né?

– Sim, sim, da África.

– Aqui está cheio de africanos, vindos de toda parte do mundo. O mundo está cheio de africanos.

– É verdade. Mas se pensar bem, veremos que todos somos africanos, pois a África é o berço antropológico da humanidade

– Pronto, tem uma palestra agora na sala meia oito.

– Desculpe, qual sala?

– Meia oito.

– Podes escrever?

– Não sabe o que é meia oito? Sessenta e oito, assim, veja: 68.

– Ah, entendi, "meia" é "seis".

– Isso mesmo, meia é seis. Mas não vá embora, só mais uma informação: a organização do Congresso está cobrando uma pequena taxa para quem quiser ficar com o material: DVD, apostilas etc., gostaria de encomendar?

– Quanto tenho que pagar?

– Dez reais. Mas estrangeiros e estudantes pagam "meia".

– Huummm! que bom. Ai está: "seis" reais.

– Não, o senhor paga meia. Só cinco, entende?

– Pago meia? Só cinco? "Meia" é "cinco"?

– Isso, meia é cinco.

ESTIMULAÇÃO DA LINGUAGEM E DA MEMÓRIA — TREINAMENTO PRÁTICO **155**

– Tá bom, "meia" é "cinco".

– Cuidado para não se atrasar, a palestra começa às nove e meia.

– Então já começou há quinze minutos, são nove e vinte.

– Não, ainda faltam dez minutos. Como falei, só começa às nove e meia.

– Pensei que fosse as 9h05, pois "meia" não é "cinco"? Você pode escrever aqui a hora que começa?

– Nove e meia, assim, veja: 9h30

– Ah, entendi, "meia" é "meia".

– Isso, mesmo, nove e trinta. Mais uma coisa senhor, tenho aqui um fôlder de um hotel que está fazendo um preço especial para os congressistas, o senhor já está hospedado?

– Sim, já estou na casa de um amigo.

– Em que bairro?

– No Trinta Bocas.

– Trinta bocas? Não existe esse bairro em Fortaleza, não seria no Seis Bocas?

– Isso mesmo, no bairro "Meia" Boca.

– Não é meia boca, é um bairro nobre.

– Então deve ser "cinco" bocas.

– Não, Seis Bocas, entende, Seis Bocas. Chamam assim porque há um encontro de seis ruas, por isso seis bocas. Entendeu?

– Acabou?

– Não. Senhor, é proibido entrar no evento de sandálias. Coloque uma meia e um sapato.

O africano enfartou.

LEITURA REVERSA

- **Leia as palavras abaixo de trás para frente, letra por letra, e descobrirá a mesma ou uma nova palavra.**

ANOTARAM: . . . .

MISSA: . . . .

ROMA : . . . .

ACATA: . . . .

OSSO: . . . .

RADAR: . . . .

SAÍRAM: . . . .

ATAM: . . . .

MARROCOS: . . . .

AMORA: . . . .

SOMAR: . . . .

ASSAM: . . . .

ATER: . . . .

LENA: . . . .

SEM: . . . .

REGER: . . . .

RAPAR: . . . .

ATLAS: . . . .

ÁGIL: . . . .

AVÓ: . . . .

METAL: . . . .

MEMÓRIA DE TRABALHO

- Memorizar todos os números pares de cada linha horizontal e evocá-los em seguida. Tente, também, nomeá-los em ordem crescente.

23	02	10	22			
15	14	08	06			
18	09	04	17			
91	34	11	44			

55	48	20	37	04
06	21	77	36	14
12	28	33	11	90
23	68	08	13	70

60	36	01	43	55	08	11
03	28	09	14	10	07	06
20	71	48	13	64	50	17
34	57	18	12	15	04	19

■ Memorize cada sequência de palavras e repita-as na ordem direta e inversa:

- casa – abrigo – oca – chalé. . . . .

- água – cano – rio – represa . . . .

- camisa – gravata – calça – cinto . . . .

- cabelo – pente – barba – gilete. . . . .

- blusa – gola – paletó – bolso . . . .

- música – rádio – novela – televisão . . . .

- caneta – caderno – lápis – borracha . . . .

- arroz – feijão – purê – batata – peixe. . . . .

- carteira – bolsa – dinheiro – moeda – chave . . . .

- relógio – pulseira – brinco – anel – colar. . . . .

- tabuada – números – soma – multiplicação – divisão. . . . .

- luz – lâmpada – tomada – eletricidade – benjamim. . . . .

- planta – terra – vaso – flor – tulipa. . . . .

- dicionário – palavras – gramática – regras – consoantes – vogais . . . .

- álcool – vinho – frutas – suco – água – coco. . . . .

- árvores – tronco – galhos – folhas – frutos – flores . . . .

- mês – semanas – dias – horas – minutos – segundos. . . . .

- artigo – pronome – conjunção – preposição – adjetivo – advérbio . . . .

ESTIMULAÇÃO DA LINGUAGEM E DA MEMÓRIA — TREINAMENTO PRÁTICO

MONTAGEM DE PALAVRAS

- **Categoria: capitais do mundo**

LON	HA	BRA	**BU**	PA	A
Ó	BO	**DA**	MA	VI	VA
BER	RO	BRU	A	PRA	CAI
GA	E	TE	DRES	SI	MOS
XE	A	COU	QUI	NA	LIS
RIS	MA	RO	LIM	NA	LI
PES	DRI	**TE**	NAS	LAS	O

Respostas:

Budapeste	Atenas	Lisboa	Havana
Londres	Cairo	Berlim	Roma
Paris	Bruxelas	Moscou	Praga
Brasília	Madri	Viena	Tóquio

▪ Categoria: animais

LE	CO	GI	LO	TE	CA
GU	TE	CIS	CAS	CA	E
CO	VA	FA	ÃO	**CRO**	CAN
RA	MA	PEN	E	CA	LO
RI	LE	**DI**	ME	FA	PE
BÚ	LHO	CO	RU	QUI	**LO**
SER	TO	LO	TOR	NE	FAN

Respostas:

leão	girafa	macaco	crocodilo	búfalo
coelho	canguru	cisne	serpente	cavalo
castor	elefante	camelo	periquito	

NOMEAÇÃO

- **Onde ficam?**

O MARACANÃ . . . .

O PANTANAL . . . .

A SERRA PELADA . . . .

O INSTITUTO BUTANTÃ . . . .

A PAMPULHA . . . .

O ELEVADOR LACERDA . . . .

O MASP . . . .

O CORCOVADO . . . .

AS CATARATAS DO IGUAÇU . . . .

BONITO . . . .

O PARQUE NACIONAL DOS LENÇOIS . . . .

A LAGOA DO ABAETÉ . . . .

A CHAPADA DOS VEADEIROS . . . .

A CHAPADA DOS GUIMARÃES . . . .

A CHAPADA DIAMANTINA . . . .

A ESTAÇÃO DA LUZ . . . .

O PELOURINHO . . . .

A IGREJA DE N. S. DO BONFIM . . . .

- **Nomear os estados de cada região abaixo:**

NORTE

. . . .

. . . .

. . . .

. . . .

SUL

. . . .

. . . .

. . . .

. . . .

NORDESTE

. . . .

. . . .

. . . .

. . . .

SUDESTE

. . . .

. . . .

. . . .

CENTRO-OESTE

. . . .

. . . .

. . . .

- **Nomear as flores:**

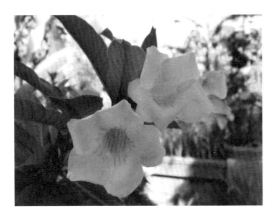 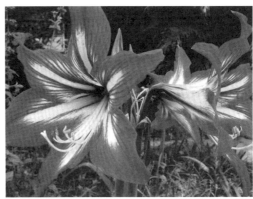

....

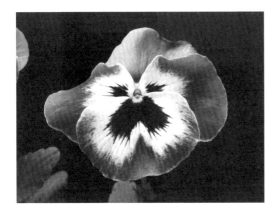 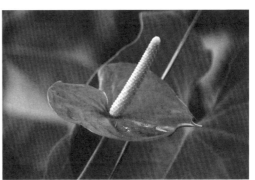

....

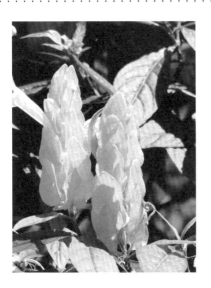 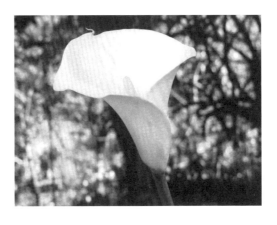

....

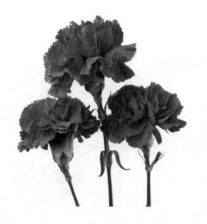

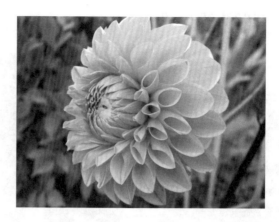

....

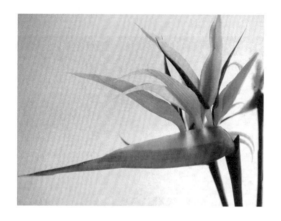

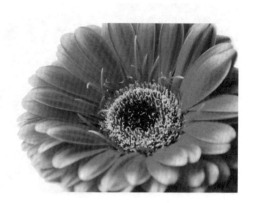

....

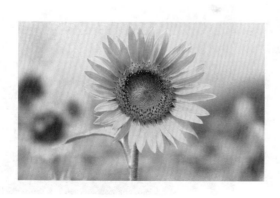

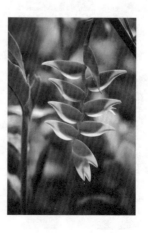

....

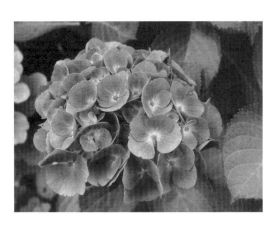 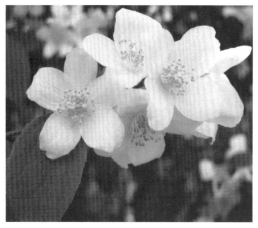

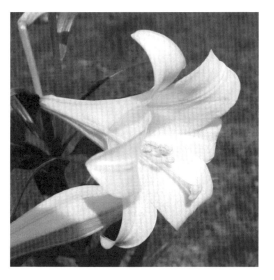 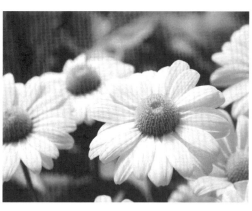

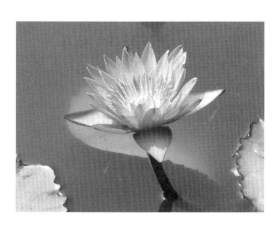 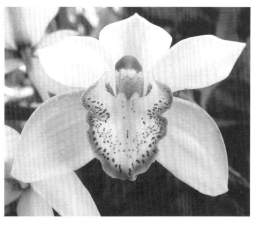

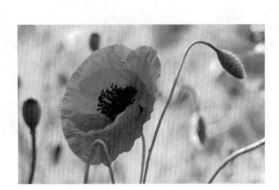
....

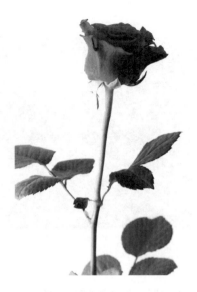
....

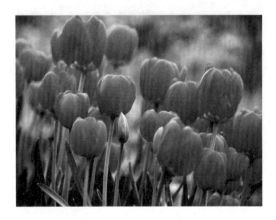
....

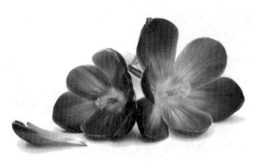
....

ORGANIZAÇÃO ESPACIAL

- Siga as coordenadas do quadro A no quadro B e descubra o nome da fruta.

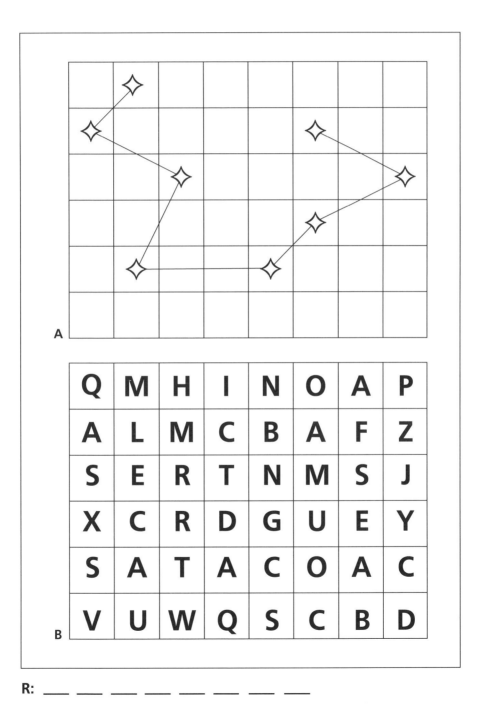

R: __ __ __ __ __ __ __ __

- **Ligue os pontos, segundo o diagrama abaixo, e descubra que figuras surgirão.**

E15 – I15	E8 – C10	C12 – B13	A10 – C10	G12 – I12
B13 – E16	E10 – I 10	I13 – I15	E16 – E15	G13 – G12
G13 – I13	E8 – E10	I10 – I12	A12 – C12	

ESTIMULAÇÃO DA LINGUAGEM E DA MEMÓRIA — TREINAMENTO PRÁTICO **169**

F18 – G18	A2 – D2	G12 – H11	E11 – E13	A6 – C4
G5 – G9	D6 – E7	H17 – H15	A2 – C4	G15 – G17
G1 – G5	E7 – E11	D6 – A6	H17 – G18	G1 – F2
G9 - G12	G15 – F14	D2 – E3	E13 – F14	H15 – H13
E3 – F2	H11 – H13			

E14 – E16	G5 – G9	A2 – A6	C4 – D5	F4 – G5
C14 – C16	G14 – F15	C11 – C14	D10 – D8	A2 – C4
G12 – G14	C4 – D4	E14 – D15	D5 – D8	G9 – G12
C16 – D15	F4 – D4	A6 – B5	C11 – D10	E16 – F15
B5 – C4				

F14 – F16	I13 – J14	F7- H7	J9- J11	C11- E11
C7 – C9	F10 – F12	I13 – H14	C9 – D9	J11 – J14
A9 – C11	H7 – J9	H14 – F16	D9 – F7	F12 – F14
F10 – E11				

H12 – I12	I5 – J6	A9 – D9	E11- G13	H3 – F5
I15 – J14	J9 – J12	C7 – D7	H9 – H3	G13 – H12
A9 – C7	I9 – I5	E10 – E11	J12 – J14	D7 – F5
I12 – I15	D9 – E10	H9 – I 9	J6 – J9	

```
     1  2  3  4  5  6  7  8  9  10 11 12 13 14 15 16 17 18

A    ·  ·  ·  ·  ·  ·  ·  ·  ·  ·  ·  ·  ·  ·  ·  ·  ·  ·    A

B    ·  ·  ·  ·  ·  ·  ·  ·  ·  ·  ·  ·  ·  ·  ·  ·  ·  ·    B

C    ·  ·  ·  ·  ·  ·  ·  ·  ·  ·  ·  ·  ·  ·  ·  ·  ·  ·    C

D    ·  ·  ·  ·  ·  ·  ·  ·  ·  ·  ·  ·  ·  ·  ·  ·  ·  ·    D

E    ·  ·  ·  ·  ·  ·  ·  ·  ·  ·  ·  ·  ·  ·  ·  ·  ·  ·    E

F    ·  ·  ·  ·  ·  ·  ·  ·  ·  ·  ·  ·  ·  ·  ·  ·  ·  ·    F

G    ·  ·  ·  ·  ·  ·  ·  ·  ·  ·  ·  ·  ·  ·  ·  ·  ·  ·    G

H    ·  ·  ·  ·  ·  ·  ·  ·  ·  ·  ·  ·  ·  ·  ·  ·  ·  ·    H

I    ·  ·  ·  ·  ·  ·  ·  ·  ·  ·  ·  ·  ·  ·  ·  ·  ·  ·    I

     1  2  3  4  5  6  7  8  9  10 11 12 13 14 15 16 17 18
```

- **Complete a frase de acordo com a imagem:**

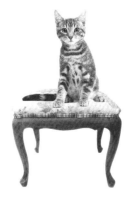

O gato está .... da banqueta.

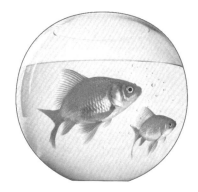

Os peixes estão .... do aquário.

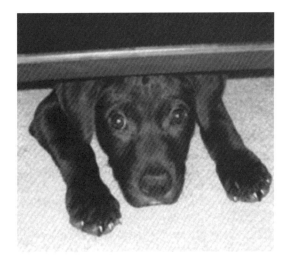

O cachorro está .... do móvel.

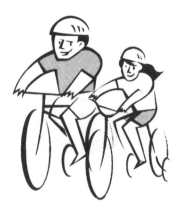

Eles estão andando de bicicleta um ao .... do outro.

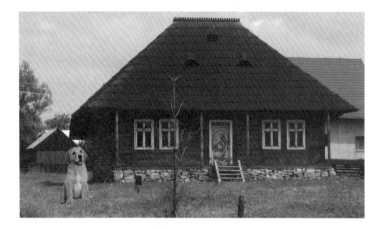

O cachorro está do lado .... da casa.

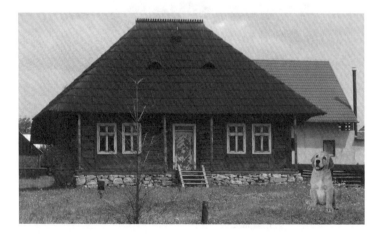

O cachorro está do lado .... da casa.

ESTIMULAÇÃO DA LINGUAGEM E DA MEMÓRIA — TREINAMENTO PRÁTICO 175

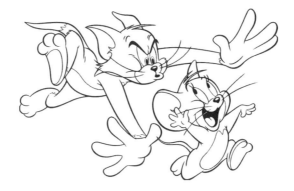

O Tom está correndo . . . . do Jerry.

ORGANIZAÇÃO DE SENTENÇAS/SEQUÊNCIA LÓGICA

- **Estas sentenças referem-se a filmes famosos. Organize-as em uma sequência lógica.**

(   ) O capitão era viúvo e pai de 7 filhos.

(   ) A chegada de Maria une a família através da música.

(   ) O filme se passa na Áustria.

(   ) Maria é noviça de um convento.

(   ) Ele era muito rígido com seus filhos.

(   ) Maria conquista o coração do capitão e eles se casam.

(   ) Ela vai trabalhar como governanta na casa de um capitão.

(   ) Eles se apaixonam e passam 4 dias juntos.

(   ) Francesca era uma solitária dona de casa americana.

(   ) Um dia seu marido e filhos viajam para fora do Estado.

(   ) Ela era casada com um soldado.

(   ) Durante este tempo ela conhece um fotógrafo.

ESTIMULAÇÃO DA LINGUAGEM E DA MEMÓRIA – TREINAMENTO PRÁTICO 177

(   ) Ela era casada com um malandro que gostava muito de farra.

(   ) Os dois passam a dividir seu leito.

(   ) Ela se casa de novo com o farmacêutico da cidade.

(   ) A personagem principal era uma sedutora professora de culinária.

(   ) Seu marido morre num domingo de Carnaval.

(   ) Ela morava em Salvador.

(   ) Com saudades do antigo marido, acaba causando o retorno dele em espírito.

(   ) O navio era considerado totalmente seguro.

(   ) A garota se apaixona por ele.

(   ) Um rapaz simples e pobre viajava na terceira classe do navio.

(   ) Uma garota embarca com o noivo, por quem ela não estava apaixonada.

(   ) Esta garota sobrevive ao naufrágio.

(   ) Um navio luxuoso partiu para os Estados Unidos.

(   ) O navio naufragou em razão de um choque com um *iceberg*.

(   ) A mãe do menino morre atropelada.

(   ) Com pena do garoto, Dora decide ajudá-lo.

(   ) Dora trabalhava na estação Central do Brasil.

(   ) Um dia a mãe de um menino pede que ela escreva uma carta.

(   ) Ela escrevia cartas para pessoas analfabetas.

(   ) Ela leva o menino para procurar o pai no interior do Nordeste.

(   ) A carta era para o pai do garoto, que ele não conhecia.

(   ) O serviço secreto americano está investigando o paradeiro do alienígena.

(   ) O garoto e seus irmãos decidem ajudá-lo a voltar para sua casa.

(   ) Um pequeno alienígena perdido é encontrado por um garoto de 10 anos.

(   ) O garoto resolve levá-lo para sua casa e o protege de todas as formas.

(   ) Eles desenvolvem uma amizade muito sincera.

ESTIMULAÇÃO DA LINGUAGEM E DA MEMÓRIA — TREINAMENTO PRÁTICO **179**

(   ) O filme retrata a história de uma atraente prostituta.

(   ) Eles acabam se apaixonando verdadeiramente.

(   ) Os dois começam a se envolver mais profundamente.

(   ) Ela é contratada para acompanhá-lo em seus compromissos sociais.

(   ) Neste período ela se transforma em uma elegante mulher.

(   ) Ela conhece um milionário.

(   ) Eles têm a missão de resgatar seres de outro planeta e que estão depositados numa piscina abandonada.

(   ) O filme conta a história de um grupo de extraterrestres que chega à Terra.

(   ) Como a água da piscina está energizada para conservar os casulos, os velhinhos passam a sentir-se rejuvenescidos.

(   ) Quando descobrem a razão do que está acontecendo, decidem ajudar os extraterrestres a cumprirem sua missão.

(   ) Sem desconfiar de nada, três velhinhos de um asilo próximo utilizam a piscina.

( ) Como não gostava de Baskerville, ele é inclinado a colocá-lo no topo da lista dos que são diabolicamente influenciados.

( ) William de Baskerville é surpreendido por vários assassinatos que vinham acontecendo no mosteiro.

( ) William de Baskerville começa a investigar o caso, que se mostra bastante intrincado, além de alguns religiosos acreditarem que era obra do Demônio.

( ) Antes que William concluísse as investigações, chega ao mosteiro o Grão-Inquisidor.

( ) Em 1327, William de Baskerville, um monge franciscano, e um noviço, chegam a um remoto mosteiro no norte da Itália.

( ) William de Baskerville não partilhava desta opinião.

( ) Aos poucos o motivo dos assassinatos é lentamente solucionado.

( ) O Grão inquisidor estava pronto para torturar qualquer suspeito de heresia.

( ) Ele chegou a procurar diversos médicos, mas nenhum deles trouxe resultados eficazes.

( ) O terapeuta se coloca de igual para igual com George e os dois homens tornam-se amigos enquanto trabalham juntos.

( ) O filme conta a história do Rei George V, que desenvolveu, desde a infância, uma gagueira severa.

( ) Ele precisa fazer um importante discurso no rádio no começo da Segunda Guerra Mundial.

( ) Seu método e exercícios fazem com que George adquira autoconfiança.

( ) Depois que seu irmão abdica, George enfrenta o maior de seus desafios.

( ) Sua esposa contrata um terapeuta de fala de método pouco convencional para lhe ajudar a superar o problema.

( ) A rainha Elizabeth II disse ter ficado emocionada pela interpretação que o ator Colin Firth fez de seu pai.

ESTIMULAÇÃO DA LINGUAGEM E DA MEMÓRIA — TREINAMENTO PRÁTICO

(   ) Um dos alunos que tinha o sonho de ser ator decide se inscrever para participar de uma peça teatral.

(   ) O perfil dos alunos era de jovens submissos aos professores e a seus pais.

(   ) Com a chegada do novo professor de Literatura Inglesa, o Sr. Keating, os alunos começaram a ter uma visão diferente do que era realmente aprender.

(   ) Frustrado com a decisão de seu pai, ele pega um revolver e se mata em sua própria casa.

(   ) O filme relata a história de uma renomada escola preparatória só para homens, onde o tratamento era rígido e muitas regras eram impostas.

(   ) A partir daí estes alunos começam a se reunir, a ler poesias e a expressar suas opiniões, e passam a lutar por seus objetivos.

(   ) Ao falar da Sociedade dos Poetas Mortos, o professor instiga, de maneira involuntária, os seus alunos a sonhar e desejar realizar os seus próprios sonhos também.

(   ) Keating é acusado de ser responsável pela morte do aluno e os alunos fazem uma manifestação a favor dele.

(   ) Após sua bela apresentação no teatro, seu pai o leva para casa e diz que irá tirá-lo da escola e mandá-lo para outra.

( ) O objetivo dos dois não eram meras medalhas ou prêmios. Eles lutavam para alcançar a glória de realizarem feitos impossíveis.

( ) No entanto, os dois, o judeu e o católico, dividiam a paixão pela velocidade.

( ) O filme retrata a luta real de dois atletas britânicos bem diferentes. Embora os dois fossem ligados pelos seu talento nato para correr e pela sua vontade de ferro, eles tinham origens muito diferentes.

( ) Um deles era um missionário católico escocês devotado, que acreditava que sua vocação cristã e seus dons para a velocidade eram dádivas divinas.

( ) O filme relata as trajetórias de dois homens de origens bem diferentes, mas com desejos a serem conquistados através de coragem e determinação inabaláveis.

( ) O outro era um acadêmico judeu na prestigiada universidade inglesa de Cambridge, que enfrentava os preconceitos dos diretores do lugar quanto à sua religião.

( ) A coragem e o espírito olímpico de ambos foram repetidamente testados até que puderam provar que eram os melhores nas Olimpíadas de Paris, em 1924.

ESTIMULAÇÃO DA LINGUAGEM E DA MEMÓRIA — TREINAMENTO PRÁTICO **183**

ORGANIZAÇÃO TEMPORAL

- **Coloque as palavras nas colunas correspondentes ao tempo:**

Presente	Passado	Futuro

Previsão, agora, hoje, 2015, memória, amanhã, ontem, anteontem, logo mais, depois de amanhã, mês que vem, arrependimento, em breve, já, atualmente, terminou, num momento, contemporâneo, até breve, crescimento, um dia, mais pra frente, concluído, logo depois, neste momento, foi, instantâneo, outrora, desenvolvimento, depois, organizando, há muito tempo.

PALAVRAS IMBRICADAS

- **Procure todas as palavras existentes dentro destas palavras:**

LOCUTORMENTALENTOMATEIROSEIRATOMBOLACHAVEIROMANCISTA

FOLGARFORTENORARIDADEQUARTORCIDADEZEMBROANTIGUIDADEDO

PROFESSORADORSOBRESSALTARIFARINHABSURDORMENTEADORAVELA

GOVERNARAROMASSAMPOLAGOSTAREFAIXAROPESADOCEGONHATIVO

CABELOSELOAMBIENTALFINALISTASOMACASCAVELEMBOLADOUTORSO

ESTOMAGOAMPOLAPANTERAESPACIALCONDUÇÃOPINCELADACOLHIDA

POSSIVELMISTURASOBRECOMPREENDERSABIACINTURÃOVARETAOBRAS

EPISÓDIOUTRASPARGOSTOSOMBRASILEIROTULONGEVIDADESCONFIAR

METADELAÇÃOMISSORIGINALFINETESOUROSBIFEMININARCOTICOTICO

GRUPOEMACIONTEMENTENENTEMPOEIRAPSODIAMANTEPASTORAÇÃO

REFORMATERIALFACETAMANHOSOMENTEDIADORADORMITORIORBITA

ESTIMULAÇÃO DA LINGUAGEM E DA MEMÓRIA — TREINAMENTO PRÁTICO

PROCESSAMENTO VISUAL

- **Contorne a vogal pedida:**

O	A	E	I	V	H	K	A	I	U	F	R
I	Z	P	M	A	J	E	E	T	O	S	K
B	E	O	S	O	U	L	H	V	G	A	R
L	P	Z	X	E	A	I	T	H	O	U	Q
M	A	N	C	C	F	U	N	O	A	S	C
R	E	I	W	S	X	U	L	O	O	D	A
D	I	G	B	U	E	A	S	L	Ç	M	E
A	J	V	O	E	S	Z	U	I	T	O	J
S	M	E	T	I	D	A	Ç	O	C	E	A
L	E	A	C	I	D	E	O	P	U	N	E
B	I	D	A	F	E	L	O	J	U	C	V
E	N	O	V	A	B	R	I	A	R	A	O
U	M	J	E	O	L	A	A	S	G	U	I
S	T	E	R	U	M	O	F	I	J	L	U
O	A	R	A	I	R	B	A	Z	O	N	E
C	S	A	O	N	U	F	C	C	N	A	M
X	S	O	T	E	E	J	A	M	T	Z	I
A	E	C	O	Ç	A	D	I	C	A	Z	B

▪ Reconhecimento de letras e números:

Tente achar a letra diferente da segunda linha.

B J U	C V E	P I M	S T B	G J F	D R C
B J O	G V E	P I N	S D B	G J G	D S C
V G T	R T E	A M R	I H L	E F H	N B U
V G Y	R B E	O M R	U H L	D F H	M B U
O T F	B K L	A C V	O M Q	Z R E	F R S
U T F	D K L	A C B	O M O	Z R I	F E S
H T O	L A Z	R X A	W T J	O E I	U S R
H F O	T A Z	Q X A	W G J	O A I	U X R

Tente achar o número diferente da segunda linha.

3 7 8	5 4 1	9 0 8	6 7 5	3 8 1	3 5 6
3 6 8	4 4 1	9 0 7	6 8 5	2 8 1	8 5 6
7 6 0	6 0 3	8 4 1	2 3 7	5 5 6	3 1 8
7 5 0	7 0 3	9 4 1	2 3 8	5 6 6	2 1 8
5 7 8	6 0 9	8 4 3	6 3 7	7 7 5	9 2 5
5 7 9	5 0 9	8 3 3	6 3 8	7 7 4	8 2 5

ESTIMULAÇÃO DA LINGUAGEM E DA MEMÓRIA — TREINAMENTO PRÁTICO   **187**

Encontre a sequência de letras iguais em cada linha.

MANT	MONT	NANT	MAND	MONT	NONT
REIT	ROST	BAIT	RIED	REIT	BOST
SOLU	SOUL	SUOL	OSLU	LOUS	SUOL
GUAR	GARU	GRAU	URGA	GRAU	GURA
ANDE	ADEN	ANED	ANDE	NEDA	ANDI
PONT	PANT	POND	PENT	PANT	POTN
RESP	REPS	PESR	RESP	PERS	ROSP
FEUR	FERI	FEIR	FREI	REUF	FEIR
BOMB	BAMB	BMOB	BOMB	OBMB	BOBM
QUIS	QUEM	QUES	QUIM	QUES	QUEN
IAVE	VEIA	EIAV	VEIA	VIEA	EIVA
MERC	CREM	MARC	MERC	REMC	CRAM
DISC	DESC	SCED	DESC	DECS	SEDE
VERS	SERV	VESR	VERS	VRES	REVS
LEIR	LIER	REIL	RIEL	LEIS	LEIR

Marque as palavras iguais.

SAL -	ALS	LAS	SAL	ALS
MEL -	MEL	LEM	EML	MEL
BAR -	ARB	RAB	BAR	ARB
SIM -	ISM	MIS	MSI	SIM
LAR -	LAR	RAL	LAR	ARL
PIA -	IAP	PIA	AIP	IPA

Encontre a palavra TIPTOE no quadro abaixo. Pode estar na vertical, horizontal ou diagonal e só aparece uma vez.

P	I	T	E	O	T	E	I	T	I	P	T
P	O	I	I	I	E	O	T	O	P	O	T
I	T	E	P	P	I	T	O	P	E	E	P
T	I	P	T	I	E	I	P	T	O	T	E
P	P	O	I	T	T	O	I	I	I	I	T
O	I	T	P	E	T	E	T	E	P	E	I
E	I	T	E	T	P	T	P	I	O	O	E
P	O	P	O	O	E	T	O	T	T	O	O
E	E	T	T	E	T	I	E	P	T	P	T
T	I	T	P	O	P	P	I	T	O	O	T
O	P	O	T	O	T	T	I	T	P	P	O
E	P	O	T	I	T	P	O	T	I	I	I
P	T	P	P	P	P	P	E	T	I	P	O
I	I	T	I	T	O	T	T	I	T	P	O
T	P	T	T	O	P	T	O	E	T	I	P

ESTIMULAÇÃO DA LINGUAGEM E DA MEMÓRIA — TREINAMENTO PRÁTICO **189**

Descobrir e circular a palavra igual à primeira de cada linha.

UVA	AVÔ	OVO	UVA	AVÓ	VOA
MAÇÃ	MACA	CAMA	MAÇÃ	MECA	COMA
PERA	RAPÉ	PERA	PARE	PESA	RAPÉ
MAMÃO	MAMÃE	MAMOA	MAMÃO	MELÃO	
MELANCIA	MELANDO	MELANCIA	MELAMINA	MELADO	
AMORA	MOARA	ARAMA	AMORA	MORA	
ABACAXÍ	ABAIXA	ABACAXÍ	ACABAXI	AXICABA	

Procure as palavras iguais escritas com letra diferente.

MACARRÃO suco GATO BOLA MAÇÃ

VACA bola PAULA macarrão *PÃO*

maçã camisa pão leite PIA mão

cachorro CASA FUTEBOL CAMA

pato LEITE *pia* *Paula* *vaca* *casa*

SUCO futebol *MÃO* *cama* *gato*

banheiro *SOFÁ* SALA PORTA janela

luz *CAMISA* *CADEIRA* *BANHEIRO*

porta *CAMA* *JANELA* cadeira LUZ

sala *CACHORRO* *PATO* *pia* *sofá*

Descobrir as palavras iguais em cada linha e circulá-las.

Caderneta	Cardeneta	Caderneta	Candeeiro	Caderno	Carteira
Diferente	Diferença	Diferenças	Deferido	Diferença	Difere
Realidade	Realizado	Resignado	Relatado	Realidade	Realismo
Determina	Determinar	Terminar	Destemido	Destratar	Determinar
Socializa	Socialização	Sociabiliza	Sociável	Sociabiliza	Sociedade
Propriedade	Proprietário	Próprio	Apropriada	Prontifica	Apropriada
Correndo	Corredor	Corrida	Corretor	Correndo	Corrimão
Progressivo	Progresso	Progressão	Progride	Promessa	Progresso
Ansioso	Ansiedade	Anseio	Ensaio	Ensina	Anseio
Maço	Moço	Manso	Imenso	Manso	Monção
Cantava	Cantando	Cantado	Cantando	Catando	Cantinho
Pingado	Pingando	Pinçado	Pintado	Pintando	Pintando
Pensado	Pinçado	Pensando	Pensada	Pensado	Prensado
Gravação	Gravador	Gravado	Gravando	Gramado	Gravado
Parado	Paradeiro	Padeiro	Pedreiro	Paradeiro	Parando
Entrando	Entradas	Entrada	Entradas	Entrado	Entalado
Tentação	Talhação	Teimação	Tentação	Tentando	Tentado
Virada	Virado	Virado	Virando	Pirado	Visado
Cansado	Casado	Casando	Cansando	Cansada	Cansado
Afastado	Enfezada	Afastando	Afastada	Enfestada	Enfezada

ESTIMULAÇÃO DA LINGUAGEM E DA MEMÓRIA — TREINAMENTO PRÁTICO   **191**

- **Atenção visual:**

Encontre e contorne três dígitos consecutivos que somados dão 17.

Exemplo: 6895**76**431**359**425

8 9 1 4 5 7 8 0 3 2 7 6 4 8 1 9 6 4 2 6 5 4 9 7 1 8 4 7 5 5 1 0 9 8 5 3 4 6 2 9

4 7 2 6 5 1 8 9 2 6 3 9 7 5 2 1 4 8 0 3 8 1 8 7 9 2 1 3 4 6 8 0 3 7 6 1 8 3 6 1

8 3 6 2 8 4 9 9 7 6 4 3 9 0 3 4 8 5 2 2 1 9 9 5 7 3 6 2 9 0 9 7 7 3 8 4 4 5 6 2

3 7 8 6 4 6 7 2 2 5 5 7 2 7 7 3 5 5 4 7 8 6 3 5 4 3 2 8 9 4 3 8 2 7 5 4 3 3 8 7

6 9 8 8 7 3 8 7 4 3 5 2 3 2 6 5 8 7 1 4 9 8 7 4 8 7 0 4 8 5 0 9 8 3 9 8 5 5 5 3

2 8 7 5 6 3 2 6 5 5 4 9 8 1 3 7 4 3 0 9 2 4 5 7 3 6 8 1 0 0 3 2 6 3 8 5 4 3 1 5

Encontre e contorne três dígitos consecutivos que somados dão 19.

4 8 0 2 3 9 0 6 7 6 4 0 2 1 4 2 6 1 9 2 9 3 7 1 5 3 6 2 3 5 1 8 1 9 2 6 6 7 2 1

2 0 5 9 7 3 1 7 2 3 7 2 4 7 8 6 2 3 7 2 3 7 9 5 6 3 7 5 7 4 9 2 3 5 7 2 1 0 2 1

3 5 7 7 2 3 6 6 7 8 1 0 2 5 3 8 2 5 5 7 9 3 5 7 1 0 3 5 5 2 2 6 9 4 5 9 1 0 5 6

4 9 5 1 3 9 7 8 2 1 5 6 6 7 1 0 8 2 9 3 5 0 5 7 2 4 9 6 4 7 5 4 7 8 4 0 3 6 4 3

9 4 6 7 1 3 8 2 3 5 6 7 4 4 2 9 9 1 4 6 2 5 5 1 0 9 2 5 7 2 3 6 7 6 9 1 4 8 7 1

PROVÉRBIOS

■ **Marque o provérbio correto:**

1. ( ) QUEM SAI AOS SEUS NÃO DEGENERA
   ( ) QUEM SAI AOS SEUS NÃO RECUPERA
   ( ) QUEM SAI AOS SEUS, DEGENERA

2. ( ) CÃO QUE LADRA, NÃO MORDE
   ( ) CÃO QUE LADRA, NÃO COME
   ( ) CÃO QUE LADRA, MORDE

3. ( ) ÁGUAS PASSADAS NÃO MOVEM TOLINHOS
   ( ) ÁGUAS PARADAS NÃO MOVEM MOINHOS
   ( ) ÁGUAS PASSADAS NÃO MOVEM MOINHOS

4. ( ) QUEM CANTA SEUS MALES ESPANTA
   ( ) QUEM CANTA SEU MAL ANDA
   ( ) QUEM CANTA, ENCANTA

5. ( ) LONGE VAI O MONGE
   ( ) DEVAGAR VAI O MONGE
   ( ) DEVAGAR SE VAI AO LONGE

6. ( ) AMOR COM HUMOR SE PAGA
   ( ) AMOR COM AMOR SE APAGA
   ( ) AMOR COM AMOR SE PAGA

7. ( ) QUEM AMA O FEIO, BONITO LHE PARECE
   ( ) QUEM AMA O BONITO, VIVE EM CUIDADO
   ( ) QUEM AMA O FEIO, BONITO NOS PARECE

8. ( ) DEIXE PARA AMANHÃ O QUE NÃO PODE FAZER HOJE
   ( ) NÃO DEIXE PARA AMANHÃ O QUE PODE FAZER HOJE
   ( ) NÃO DEIXE PARA HOJE O QUE PODE DESFAZER AMANHÃ

9. ( ) EM TERRA DE CEGO, QUEM TEM UM OLHO É LEI
   ( ) EM CASA DE CEGO, QUEM TEM UM OLHO É REI
   ( ) EM TERRA DE CEGO, QUEM TEM UM OLHO É REI

ESTIMULAÇÃO DA LINGUAGEM E DA MEMÓRIA — TREINAMENTO PRÁTICO

10. ( ) QUEM TEM BOCA VAI À ROMA
( ) QUEM TEM GOMA VAI À ROMA
( ) QUEM TEM BOCA COME GOMA

11. ( ) A REUNIÃO FAZ A FORÇA
( ) A UNIÃO FAZ A FORCA
( ) A UNIÃO FAZ A FORÇA

12. ( ) QUEM TUDO QUER, TUDO PERDE
( ) QUEM TUDO QUER, NADA PERDE
( ) QUEM NADA QUER, TUDO PERDE

13. ( ) CÃO QUE LADRA, NÃO MORDE
( ) CÃO QUE LADRA, DORME
( ) CÃO QUE MORDE, NÃO LADRA

14. ( ) DEVAGAR SE VAI AO LONGE
( ) LONGE SE VAI DEVAGAR
( ) DEVAGAR SE VAI O MONGE

15. ( ) QUEM DEVE, NÃO TREME
( ) QUEM TEVE, NÃO TEME
( ) QUEM NÃO DEVE, NÃO TEME

16. ( ) QUEM NÃO TEM CÃO, CAÇA COM GATO
( ) QUEM NÃO TEM CÃO, CAÇA COM PATO
( ) QUEM NÃO TEM PÃO, CAÇA COM GATO

17. ( ) OS ÚLTIMOS SERÃO OS DERRADEIROS
( ) OS PRIMEIROS SERÃO OS ÚLTIMOS
( ) OS ÚLTIMOS SERÃO OS PRIMEIROS

18. ( ) ANTES TARDE DO QUE NUVEM
( ) ANTES TARDE DO QUE NUNCA
( ) ANTES CEDO DO QUE TARDE

19. ( ) DEUS AJUDA QUEM CEDO MADRUGA
( ) DEUS AJUDA QUEM TARDE MADRUGA
( ) DEUS NÃO AJUDA QUEM CEDO MADRUGA

20. (   ) QUEM ESPALHA VENTO COLHE TEMORES
    (   ) QUEM SOPRA VENTO COLHE TEMPESTADES
    (   ) QUEM ESPALHA VENTO COLHE TEMPESTADE

21. (   ) QUEM ESPERA, NUNCA ALCANÇA
    (   ) QUEM ESPERA, SEMPRE ALCANÇA
    (   ) QUEM NÃO ESPERA, ALCANÇA

22. (   ) PIMENTA NOS OLHOS DOS OUTROS É BOLINHO
    (   ) PIMENTA NOS MEUS OLHOS É COLÍRIO
    (   ) PIMENTA NOS OLHOS DOS OUTROS É COLÍRIO

23. (   ) QUEM NUNCA COMEU MELADO, QUANDO COME, SE LAMBUZA
    (   ) QUEM JÁ COMEU MELADO, QUANDO COME, SE LAMBUZA
    (   ) QUEM NUNCA COMEU GELADO, QUANDO COME, SE LAMBUZA

24. (   ) CASA DE FERREIRO, ESPADA DE LEI
    (   ) CASA DE FERREIRO, ESPETO DE SAL
    (   ) CASA DE FERREIRO, ESPETO DE PAU

25. (   ) DE LOUCO E PORCO, TODO MUNDO TEM UM POUCO
    (   ) DE LOUCO E MÉDICO, TODO MUNDO TEM UM POUCO
    (   ) DE LOUCO E ROUCO, TODO MUNDO TEM UM POUCO

26. (   ) QUEM AVISA, INIMIGO É
    (   ) QUEM CONVIDA, AMIGO É
    (   ) QUEM AVISA, AMIGO É

27. (   ) GATO ESCALDADO TEM FOBIA DE ÁGUA FRIA
    (   ) GATO ESCALDADO TEM MEDO DE ÁGUA FRIA
    (   ) GATO ESCALADO TEM MEDO DE ÁGUA FRIA

ESTIMULAÇÃO DA LINGUAGEM E DA MEMÓRIA — TREINAMENTO PRÁTICO **195**

RACIOCÍNIO E ATENÇÃO

- **Observe as palavras abaixo e descubra o nome da fruta usando a primeira letra das palavras terminadas com /R/:**

garantir	obra	ocupar	imitar	antes	alto
andar	bater	anel	baixo	cobre	anotar

R: ___ ___ ___ ___ ___ ___

- **Observe as palavras abaixo e descubra o nome da flor, usando a segunda letra das palavras terminadas em /L/:**

vela	álcool	figura	libra	carnaval
avental	macia	colega	banal	cometa
anual	adicional	atenção	edifício	canal

R: ___ ___ ___ ___ ___ ___ ___

- **Observe as palavras abaixo e descubra o nome do animal, usando a segunda letra das palavras terminadas em /O/ e que se iniciem com letra maiúscula:**

Elemento	Baleia	Leito	Começo	lembrete
palmito	Opinião	passo	cordão	Lado
Violeta	Arco	circo	Adesivo	Rosto

R: __ __ __ __ __ __ __ __

- **Observe as palavras abaixo e descubra o nome do instrumento musical, usando a penúltima letra das palavras terminadas em /A/ e que possuam as duas primeiras letras maiúsculas:**

EScova	CÓpia	Colégio	Faxina	CAnoa
eSTrela	CAmisola	chUva	CEntral	Força
BAcia	bOlacha	BAnana	JUnto	PRoa

R: __ __ __ __ __ __ __

ESTIMULAÇÃO DA LINGUAGEM E DA MEMÓRIA — TREINAMENTO PRÁTICO **197**

SINÔNIMOS

- **Assinalar a palavra cujo significado difere das demais palavras:**

abrigo	refúgio	proteção	abertura
original	primitivo	inédito	novo
debate	discussão	prática	polêmica
admiração	respeito	veneração	privilégio
estrangeiro	imigrante	espaço	forasteiro
ruptura	rompimento	corte	suporte
próspero	prospecto	favorável	propício
proteger	auxiliar	ajudar	concorrer
suavidade	concordância	delicadeza	brandura
simplicidade	naturalidade	elementar	singeleza
oração	súplica	reza	correção
meta	reflexão	objetivo	alvo
experiência	prática	habilidade	exposição
fronteira	limite	envoltório	fixo
dúbio	duplo	duvidoso	incerto
etéreo	sublime	duradouro	celestial
ressarcimento	ressecamento	indenização	compensação
temperança	moderação	sobriedade	exagero
paramento	adorno	variável	enfeite
essencial	estável	fundamental	indispensável
determinação	arranjo	resolução	decisão
ritual	cerimonial	liturgia	ocasional
tendência	pretensão	inclinação	propensão
harmonia	proporção	conjunto	simetria
dano	prejuízo	estrago	efetivo
extraviar	exportar	desviar	desencaminhar
pesquisa	estudo	acontecimento	investigação
suprir	anular	preencher	abastecer

■ Assinalar a palavra de significado semelhante à palavra da esquerda:

foto	ponto – retrato
face	rosto – supérfluo
pintura	desenho – lugar
cantiga	cantil – canto
queixa	pesar – reclamação
início	ativo – princípio
palpite	sentido – opinião
obrigação	alvo – dever
condução	estado – veículo
intenção	súbito – propósito
nódoa	mancha – gota
planejar	projetar – copiar
cadência	corrente – ritmo
coquetel	volúvel – reunião social
banquete	refeição – mesinha
básico	habilidoso – fundamental
exausto	aborrecido – cansado
cerimônia	solenidade – norma
conselho	alcance – opinião
domicílio	residência – familiar
ensinar	mostrar – instruir
fartura	abundância – falta
maratona	caminhada – corrida
método	técnica – ritmo
radical	programado – inflexível
vácuo	vazio – espaço

jornada	acontecimento – caminho
bilhete	senha – mensagem
convergir	afluir – convencer
humana	humilde – solidária
tempo	espaço – imagem
público	identidade – coletivo
consciência	semelhança – conhecimento
ética	moral – sociedade
viagem	busca – movimento
controlar	fiscalizar – divergir
litígio	sentença – disputa
prosperar	progredir – dominar
supremacia	superioridade – superficial
refletir	cismar – meditar
reforma	modificação – aumento
grifar	rasgar – realçar
elaborar	organizar – revolucionar
compartir	compartilhar – separar
deformar	fraudar – deturpar
discernir	discriminar – proceder
autêntico	pertencente – legítimo
altivez	nobreza – garantia
incólume	ileso – descolorido
devaneio	alteração – fantasia
coligação	aliança – separação

- **Correlacione a primeira coluna com a segunda:**

1. diversificar	( ) ensinar
2. concluir	( ) deturpar
3. distorcer	( ) divulgar
4. instruir	( ) revelar
5. publicar	( ) variar
6. mostrar	( ) terminar

1. sensibilizar	( ) arriscar
2. vencer	( ) comover
3. buscar	( ) estimar
4. destruir	( ) procurar
5. aventurar	( ) triunfar
6. avaliar	( ) demolir

1. alcançar	( ) gerar
2. conferir	( ) refletir
3. criar	( ) aguardar
4. hospedar	( ) verificar
5. pensar	( ) abarcar
6. esperar	( ) atingir
7. abranger	( ) abrigar

SUFIXOS

- Dê palavras terminadas em:

- ENTO ....

- ADO ....

- ATA ....

- AL ....

- ASO – AZO ....

USO DE ADVÉRBIOS

- **Complete com advérbios:**

Fique quieto! Você fala . . . .

Ela está magra. Ela come muito . . . .

Ele não entende o que a gente diz. Ele ouve muito . . . .

Agora chega! Você já trabalhou . . . .

Estamos preocupados. Ela está no hospital e está muito . . . .

Não consigo ouvi-lo. Fale um pouco mais . . . .

Não precisa gritar. Eu ouço muito . . . .

Fale mais . . . . , por favor. Você está gritando . . . .

Coitada! Ela ganha muito . . . . , embora trabalhe . . . .

Ele comeu o bolo muito . . . .

Ela mora . . . . daqui, por isso não nos vemos muito.

Hoje ele saiu muito . . . . de casa.

Ele agiu de forma . . . . naquela situação.

Fiquei . . . . tonta por causa do vinho.

Isto não fica . . . . pra uma pessoa de sua posição.

A sala dela ficava . . . . da minha.

ESTIMULAÇÃO DA LINGUAGEM E DA MEMÓRIA — TREINAMENTO PRÁTICO 203

Nunca tinha visto um filme . . . . engraçado.

Com receio de chegar tarde, ele saiu . . . . de casa.

Ele fala muito . . . . em público.

Ela falou com toda . . . .

Gasto . . . . tempo para chegar ao trabalho quando vou de ônibus.

Atualmente, Joana anda . . . . triste.

O hotel será construído . . . . lugar.

As crianças se comportaram muito . . . . na festa de casamento.

Eles foram . . . . simpáticos comigo.

Você poderia esperar um . . . . ?

Caminhamos . . . . , mas não alcançamos nosso ônibus.

A chuva começou . . . . Eu nem tinha levado um guarda-chuva.

Como o problema era sério, convoquei . . . . a família.

. . . . eu vá a São Paulo amanhã.

. . . . que o dia clareou, eles saíram para pescar.

Antes tarde do que . . . .

Como ele estava agitado, falava . . . .

USO DE EXPRESSÕES

- **Complete as frases com as seguintes expressões:**

APENAS – PELO MENOS – MAIS DO QUE – ATÉ LÁ – POR ISSO – POR ENQUANTO – DE QUEM – PARA QUEM – EM QUEM – ENQUANTO

1. . . . . você vai votar nestas eleições?

2. Marina está doente . . . . não vou ao aniversário de meu amigo André. Espero que ele me perdoe.

3. Pedro decidiu que . . . . não vai se mudar para São Paulo, até que sua filha termine as provas do vestibular.

4. . . . . espero o início da sessão de cinema, vou tomar um café expresso.

5. . . . . alguns amigos sabem da minha decisão de me mudar para o interior.

6. O pedreiro não pode vir hoje continuar a obra, mas . . . . mandou um substituto para adiantar o serviço.

7. . . . . é este casaco xadrez que está pendurado atrás da porta?

ESTIMULAÇÃO DA LINGUAGEM E DA MEMÓRIA — TREINAMENTO PRÁTICO **205**

- **APENAS – PELO MENOS – MAIS DO QUE – ATÉ LÁ – POR ISSO – ENQUANTO – DE QUEM – PARA QUEM – EM QUEM – AFINAL**

8. Pedro não se sentia valorizado naquele emprego . . . . resolveu demitir-se e procurar um outro trabalho.

9. Meu apartamento estará em obras até o fim do ano . . . . vou ficar morando com meus pais.

10. . . . . você já telefonou para dar a grande notícia?

11. Ele é . . . . meu amigo, é um irmão, sempre disponível para me ouvir e ajudar.

12. . . . . dois amigos compareceram à estreia de Lúcia no teatro.

13. Vou para a Serra neste fim de semana . . . . eu mereço, pois trabalhei dobrado esta semana.

14. Engordei um pouco nas festas de fim de ano . . . . vou fazer uma dieta leve por algumas semanas.

ESTIMULAÇÃO DA LINGUAGEM E DA MEMÓRIA – TREINAMENTO PRÁTICO **207**

RESPOSTAS

Pág. 8. **Ave**
raposa – macaco – <u>águia</u> – elefante – pantera

Flor
repolho – couve – brócolis – quiabo – <u>gerânio</u>

Animal não marinho
salmão – baleia – linguado – <u>gaivota</u> – truta – tuburão

Pág. 9. **Não fruta**
caqui – manga – figo – ameixa – <u>tomate</u> – abacate

Não vive na água
peixe – camarão – baleia – golfinho – tubarão – jacaré – crocodilo – <u>javali</u> – tartaruga – lagosta – polvo – piranha

Pág. 51. ponteiro – cerdas – páginas – cordas – galhos – terra – caroço – tijolos – lentes – anzol – limão – paio – roda – gaveta – lâmpada – asas – pavio – moldura – vagões

Pág. 52. mastro – pena – degrau – fivela – ovo – nuvem – onda – letras – árvores – botão – páginas – cabo – portas – forno – chifre – pás – cabo – aro – asa

Pág. 55. abacate – acelga – aveia – agrião – alface – aipo – anis – açaí – azeite – alcachofra – almeirão – amora – ameixa – arroz – alho – azeitona – aspargos

Pág. 56. esgrima – *golf* – natação – vôlei – basquete – vela – atletismo – judô – trenó – futebol – tênis – esqui – hipismo – equitação – polo – patinação

Pág. 57. ilhas – oceano – vulcão – chapada – mar – montanha – lagoa – baía – serra – rio

Pág. 58. Pedro Álvares Cabral – Papai Noel – Pinóquio – astronauta – elevador

Pág. 59. língua – maçã – bússola – cachorro – piano

Pág. 60. nariz – Bíblia – lágrima – sangue – sombra – escadaria

Pág. 61. Vaticano – família – rosa – Buda – aquário – Cinderela

Pág. 62. Paris – Louvre – castelo – banana – Alagoas – Sílvio Santos

208 MARJORIE B. COURVOISIER HASSON ▪ JUSSARA ENGEL MACEDO

Pág. 63. chocolate – Neymar – celular – jornal – computador

Pág. 64. floresta – cinema – Salvador – Pantanal

Pág. 65. Santa Catarina – Oceano Atlântico – Londres – Paraguai – pizza

Pág. 102. leite – mar – petróleo – árvores – leite – látex – cana – leite – pele de animais – uva – areia – cacau – alumínio – ervas – galinha – carbono

Pág. 106. Jorge Amado – Paulo Coelho – José de Alencar – Bernardo Guimarães – José de Alencar – Jô Soares – Rachel de Queiroz – Aluísio Azevedo – Carlos Drummond de Andrade – Clarice Lispector – Guimarães Rosa – Joaquim Manuel de Macedo – Machado de Assis – Nelson Rodrigues – Mário de Andrade – Graciliano Ramos

Pág. 107. compositor – poeta – atores – futebolista – atriz – Pelé (futebolista) – cantor lírico tenor espanhol – pintor espanhol – pintora – bailarina brasileira – bailarino russo – cantora – ator francês – cantora francesa – ex-presidente dos EUA – primeiro ministro da GB – poeta – jornalista – advogado – abolicionista – cardiologista – navegador – pintor – rainha da França – filósofo

Pág. 108. ex-presidente dos EUA – aviador – tenista – compositor – diplomata, advogado e historiador – cientista – ator e produtor – tenista – arquiteto e escultor – pintora impressionista – escultora – naturalista – físico – cientista que descobriu o rádio e polônio – futebolista – poeta e escritor – presidente – ex-presidente da África do Sul – ativista político dos EUA

Pág. 113. alpiste – verdura – pulso ou braço – cozinhar – envelope – caminhar – jaula – livro – descascar – barba – ninho – sentar – malte – tempo

Pág. 114. asas – garfo – tornozelo – ácido – afundar – sanar – pele – compositor – dança – trilho – herbívora – atlas – ilhas – competir – ilha

Pág. 118. calendário – editora – detetive – quilômetro – pinguim – isca – jaleco – humorista – hálito – enchente – engarrafamento – envelope – equipe – espelho – chapéu

Pág. 119. cortina – corrimão – cicatriz – competição – depósito – medalha – músculo – obstáculo – coleção – terremoto – truque – túnel – amizade – armadilha – azulejos – conselho – esperança

ESTIMULAÇÃO DA LINGUAGEM E DA MEMÓRIA – TREINAMENTO PRÁTICO **209**

Pág. 120. praga – mármore – humanidade – república – biodiversidade – hidrelétrica – quilômetro – gravidade – filtro – censo – cláusula – lei

Pág. 132. Mondaine – natação – Portinari – quartzo/ametista – sapatilha – mochila – sombra – cronômetro – cosmopolita – coreógrafo – popa/proa – camafeu – Olimpo – homeopatia – Meryl Streep – Orgulho e Preconceito – Azarro, Styletto, Quasar – camarim – camarote

Pág. 133. mais linda – de graça – menina – que passa – balanço – do mar – corpo dourado – de Ipanema – poema – que eu já vi passar – tão sozinho? – é tão triste? – que existe – só minha – sozinha – soubesse – ela passa – se enche de graça – mais lindo – do amor

Pág. 161. RJ – MT – PA – SP – MG – BA – SP – RJ – PR – MT – MA – BA – GO – MT – BA – SP – BA – BA

Pág. 163. alamanda – amararitis – amor-perfeito – antúrio – camarão – copo de leite

Pág. 164. cravos – dália – estrelítzias – gerbera – girassol – helicônia

Pág. 165. hortênsia – jasmim – lírio – margarida – vitória-régia – orquídea

Pág. 166. papoula – rosa – tulipas – prímula

Pág. 176. A Noviça Rebelde – As Pontes de Madison

Pág. 177. Dona Flor e seus Dois Maridos – Titanic

Pág. 178. Central do Brasil – E.T.

Pág. 179. Uma Linda Mulher – Cocoon

Pág. 180. O Nome da Rosa – O Discurso do Rei

Pág. 181. Sociedade dos Poetas Mortos

Pág. 182. Carruagens de Fogo

Pág. 202. demais – pouco – mal – bastante – mal – alto – bem – baixo – muito – pouco – bastante – rápido – longe – cedo – estranha – meio – bem – perto

Pág. 203. tão – cedo – bem – propriedade/clareza – muito – meio – neste – bem – muito – pouco – rápido – de repente – toda – talvez – assim – nunca – alto